U0397048

桂雄斌　陈广辉　主编

ZHONGYIYAO ZHUANG
YAO YIYAO TESE LIAOFA

中医药壮瑶
医药特色疗法

广西科学技术出版社
·南宁·

图书在版编目（CIP）数据

中医药壮瑶医药特色疗法 / 桂雄斌，陈广辉主编
.—南宁：广西科学技术出版社，2024.1
ISBN 978-7-5551-2114-5

Ⅰ.①中… Ⅱ.①桂… ②陈… Ⅲ.①壮医—诊疗
②瑶医—诊疗 Ⅳ.①R291.8 ②R295.1

中国国家版本馆CIP数据核字（2024）第020748号

ZHONGYIYAO ZHUANG YAO YIYAO TESE LIAOFA
中医药壮瑶医药特色疗法

桂雄斌　陈广辉　主编

责任编辑：饶　江　　　　　　　　　责任校对：冯　靖
装帧设计：韦宇星　　　　　　　　　责任印制：韦文印

出 版 人：梁　志　　　　　　　　　出版发行：广西科学技术出版社
社　　　址：广西南宁市青秀区东葛路 66 号　　邮政编码：530023
网　　　址：http://www.gxkjs.com

印　　　刷：广西壮族自治区地质印刷厂

开　　　本：787 mm × 1092 mm　　1/16
字　　　数：257 千字　　　　　　　　　印　　　张：15
版　　　次：2024 年 1 月第 1 版　　　　印　　　次：2024 年 1 月第 1 次印刷
书　　　号：ISBN 978-7-5551-2114-5
定　　　价：200.00 元

本书出版获以下项目资助：2022 年中央补助广西医疗服务与保障能力提升（中医药传承与发展部分）– 中医药壮瑶医药特色医养结合服务能力提升项目（2022015–002）、国家中医药管理局中医康复中心建设单位项目、广西壮族自治区科学技术厅广西重点研发计划项目：腰椎间盘突出症中医干预手段集成及推广研究（桂科 AB20159026）

中医药壮瑶医药
特色疗法

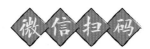

中医药作为中国传统医学的瑰宝，数千年来为中华民族的繁衍昌盛提供了有力的健康保障。壮瑶医药作为中医药的重要组成部分，同样为各族人民的健康福祉做出了巨大贡献。时至今日，中医药壮瑶医药在世界各地的影响力和声誉日益提高。

值此《中医药壮瑶医药特色疗法》即将出版之际，我深感荣幸受邀为此书撰写序言。我自小生长于广西，这里的壮医以其独特的"简、便、廉、验"的特点，深受广大壮族群众的信赖和欢迎。在我成长的岁月里，我见证了壮医药的蓬勃发展，它在为广大人民群众提供便捷、实惠的医疗服务的同时，也传承和发扬了我国传统民族医药的优秀文化。如今，看到越来越多的壮医药特色诊疗技术得以整理、出版，我内心无比欣慰。

壮瑶医学是广西最具地方特色和民族特色的医学，具有独特的理论体系和丰富的实践经验。在长期的医疗实践中，壮瑶医药逐渐形成了独具特色的诊断、治疗方法。这些方法在治疗常见病、多发病、慢性病等方面具有显著疗效。

然而，壮瑶医药的发展也面临着诸多挑战。如何在现代医学飞速发展的背景下，继承和发扬壮瑶医药的优良传统，创新和完善壮瑶医药理论体系，提高壮瑶医药特色诊疗技术操作的规范性、安全性和有效性，成为摆在我们面前的紧迫课题。

《中医药壮瑶医药特色疗法》的出版，正是为了回应这一挑战。本书汇集了众多中医药、壮瑶医药专家的智慧，系统梳理了中医药、壮瑶医药特色疗法，对各疗法的定义、作用机理、操作步骤、治疗疗程、关键技术环节、适应证、禁忌证及操作时可能出现的意外情况及处理方案等进行了全面总结，为中医药、壮瑶医药的传承与发展提供了重要参考，可满足广大中医药壮瑶医药工作者和基层医务人员临床使用的需求，使各学者学之易懂，用之规范，行之有效。

我相信，这本书的出版将对中医药、壮瑶医药教育、科研、临床实践产生深远影响，进一步推动中医药、壮瑶医药事业的繁荣。在此，我对本书的编委们表示衷心的感谢。他们严谨的作风、精湛的医术和无私的奉献才造就这部具有权威性、实用性和指导性的中医药、壮瑶医药工具书。

同时，我也希望广大中医药、壮瑶医药工作者能够以此为契机，继续深入研究中医药、壮瑶医药，不断提高诊疗技术水平，为保障人民群众身体健康做出更大贡献！

全国名老中医
第三届国医大师　　　韦贵康
中国中医科学院首批学部委员

序二

壬寅年中，有幸应主编邀请为本书作序，不禁回想起往日在广西教学的时光。我曾多次前往广西，八桂大地人杰地灵，山水奇崛，自然民康物阜，更是具备我国最丰沛的野生中草药储量，每每踏足这片热土，打动我的不仅是"神护青枫岸，龙移白石湫"的壮丽风光，以壮瑶医学为代表的八桂医学文化，则是更加瑰丽并赓续不绝的精神文明画卷。蒙桂雄斌教授与广辉迢寄鲤牍，欣然启阅，直教人如夫子初闻韶乐，三月不知肉味。现浅就我的所见所感，聊作纰句，权充代序。

《中医药壮瑶医药特色疗法》一书，为中医学与壮瑶医学相互依存、互相吸收，提供了一条康庄大道，也促进了中医学与壮瑶医学的现代化发展。此书去粗取精、集腋成裘，把原本口耳相传的吉光片羽从原本浩渺无垠的民间传承中撷取出来，从而愈发满足当代人民对于健康保障方面日益提高的要求；将原本民间高士隐逸掌握的诊疗技术与现代医学逻辑进行了有机的结合，双峰对峙，二水分流，但二者又如同盐梅舟楫，全无割裂之感。此书的出版将切实推进中医学、壮瑶医学标准化、科学化，为古老却历久弥新的理法方药插上有力的羽翼。假以时日，本书的流传必将为中医学、壮瑶医学拓土辟疆、蜚声海外做出贡献！

本书的主编桂雄斌教授作为现任中华中医药学会外治分会第六届副主任委员，广西中西医结合学会副会长、加速康复外科专业委员会主任委员，其学养深厚，坐拥百城，而广辉也聪敏颖悟，常有志于普救含灵之苦，两位能够为苍生计，来撰写这部大作，实乃我等医生之幸、千千万万被病痛缠身的患者之幸。

本书主要介绍了中医药、壮医药、瑶医药临床常用的特色疗法，操作流程图文并茂且配有视频。本书的出版将为广大民族医师、社区医师学习疗法提供了便利，有利于他们更好地为人民群众的健康服务。药王孙思邈说："缱策天机，全生之德为大。"身为医者，保护人民健康，传承中医民族医学文化，是我辈义不容辞的责任，而这本《中医药壮瑶医药特色疗法》正是这种精神的绝佳写照。

国家级非物质文化遗产代表性传承人
全国老中医药专家学术经验继承工作指导老师
"罗氏正骨法"第七代代表性传承人

罗素兰

前言

中医药壮瑶医药是广西人民防病、治病的宝库，千百年来为缺医少药的偏远山区百姓提供着价格低、疗效佳且便捷的医疗服务，备受老百姓的喜爱。中医药壮瑶医药丰厚的文化内涵具有极大的开发价值，大力挖掘中医药壮瑶医药文化资源，有利于弘扬民族医药的优秀传统文化，促进民族地区经济发展、民族团结和社会安定。但中医药壮瑶医药文化及医疗技术主要靠口传心授、口耳相传的方式世代相传，作为一种口传文化在民间广泛流传，正因为这种传承方式的局限性和传播知识系统性的严重不足使中医药壮瑶医药的发展受到严重影响和制约。在现代技术迅猛发展的时代背景下，中医药壮瑶医药文化的传承和创新发展面临巨大的挑战。因此，保护、传承、弘扬中医药壮瑶医药文化是我们面临的一项重大课题。

国家高度重视中医药壮瑶医药的传承和发展，广西地方政策也大力扶持，这给中医药壮瑶医药的传承和创新提供了重要的保障和发展契机。恰逢我院承担"2022年中央补助广西医疗服务与保障能力提升（中医药传承与发展部分）—中医药壮瑶医药特色医养结合服务能力提升项目（2022015-002）"实施任务，特与承担该项目学科负责人陈广辉商议组建编书团队，对区内常见、常用且行之有效的中医药壮瑶医药文化及医疗技术操作规程进行归纳梳理，期望通过书面形式完整、系统地记录中医药壮瑶医药特色疗法，以便有志之士能较规范地学习、实践，造福一方百姓。为保证《中医药壮瑶医药特色疗法》的专业性和完整性，我们组织了广西区内长期从事中医药壮瑶医药临床工作、着力传承和发展中医药壮瑶医药的专家们共同编写，并特别邀请国医大师韦贵康教授，国家级非物质文化遗产代表性传承人罗素兰教授作为顾问，广西中医药大学校长姚春教授作为主审共同指导著作编写。本书汇聚罗氏正骨筋伤八法、推拿疗法、药墨疗法、刺血疗法、小针刀疗法等中医药特色疗法，以及壮医针刺疗法、壮医水蛭疗法、壮医药线点灸疗法、壮医针挑疗法、壮医莲花针拔罐逐瘀疗法、壮医脐环灸疗法、瑶医刮痧疗法、瑶医针竹罐疗法、瑶医庞桶药浴疗法等壮瑶医药特色疗法，对每个疗法的定义、作用机理、操作技术规范等都进行了详尽介绍，并配有操作指导视频，适合各级医疗工作者和有志从事中医药壮瑶医药传承和推广人士学习。

中医药壮瑶医药文化源远流长、璀璨夺目。相信本书的编写和出版对坚持中医药壮瑶医药文化的保护与传承不脱离文化原生地，推动民族医药的国内、国际学术交流，促进广西民族医药文化的保护、传承与创新性发展将发挥积极作用。

桂雄斌

2023 年 2 月

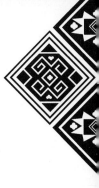

养生健身功法

附　录

非遗特色疗法

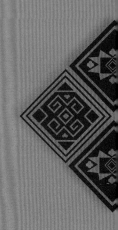

一、复贴法

（一）定义

复贴法是指医生以鱼际部或掌根部贴实患处肌肉、关节等部位，从垂直肌肉、关节的方向先复贴后向下按压，最后抬起，沿着肌肉和经络走向，自上而下对局部肌肉及关节进行按压、抬起的手法。根据手法作用部位的不同，可分为项部复贴法、上肢复贴法、背部复贴法、腰部复贴法、下肢复贴法。

（二）作用机理

中医学认为，复贴法作用于机体，通过复贴按压的动作，疏通局部气血，使气血运行通畅，气血通畅则肿胀及疼痛消减。复贴法又可作用于经筋，理筋顺筋可将剥离、异位、撕脱的损伤组织以及出现的筋结、条索归顺本位，故复贴法具有消肿散瘀、活血止痛、松筋解痉的功效。

现代医学认为，复贴法通过鱼际或掌根按压患处及周围肌肉或关节，对局部肌肉起到加压的作用，能使局部肌肉放松，加快局部血液循环，促进炎症水肿吸收，同时也能解除局部肌肉痉挛，从而缓解疼痛。复贴法也可以将因剥离、异位、撕脱、骨折造成损伤的软组织，用鱼际或掌根整复到原来的解剖部位，恢复组织的正常解剖关系，解除关节及肌肉的压力，改善关节功能。

（三）操作技术规范

复贴法多应用于项部、上肢、背部、腰部及下肢的软组织丰厚部位。在操作时，可根据患者的年龄、损伤部位、损伤程度，运用不同的力度进行治疗。

操作规范如下。

①根据受术部位不同，患者可取坐位、俯卧位及侧卧位。

②医生站立于患侧，操作时应沉肩、垂肘、垂腕、手掌放松。

③拇指与四指稍张开，鱼际或掌根着力于受术部位，指掌面贴实患者患处（图1、图2），缓慢用力，使力渗透至肌肉深处，甚至直达骨面，然后再缓慢放松至鱼际或掌根离开体表，此为复贴法的一次完整操作。

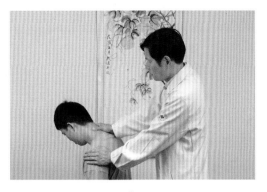 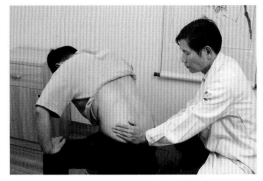

图 1　　　　　　　　　　　　　　　　图 2

④手法操作时应抬放自然，一抬一放连贯自如，手法频率以每分钟 60 次为宜。

⑤手法操作时应沿着肌肉、经络、筋经走向自上而下进行，力度由轻到重，以患者耐受舒适为宜，动作应柔和沉稳，切记勿突然使用暴力。

二、拖拉法

（一）定义

拖拉法是指在伤肢上端固定的情况下，医生握住伤肢远端，做关节屈伸、环转、拖拉的动作，从而达到矫正错位、理顺肌筋作用的复合手法。根据作用部位不同，可分为腕部拖拉法、髋部拖拉法、踝部拖拉法。

（二）作用机理

中医学认为，拖拉法通过关节屈伸、环转、拖拉的动作，使粘连松解、绞索解除、肌筋归槽、错缝复位，使局部筋脉气血运行畅通，促进瘀血肿胀消散，从而起到矫正错位、理顺肌筋的作用。

现代医学认为，拖拉法通过关节的屈伸、环转，让关节周围肌肉、韧带缓慢柔和地做被动拉伸和收缩运动，从而改善关节周围肌肉、韧带的紧张度和痉挛状态，恢复软组织的张力，恢复关节周围肌肉、韧带的正常伸展形态和功能；通过关节的屈伸、旋转，刺激关节中的本体感觉器，促进关节液流动和代谢，从而改善局部营养供给，加快软组织的新陈代谢，同时拖拉的动作被动使关节间隙发生瞬间的变化，可以纠正关节错缝，松解粘连，从而起到恢复关节活动的作用。

（三）操作技术规范

拖拉法多应用于腕关节、髋关节、踝关节等在矢状面、冠状面和水平面均具有活动范围的关节。因本手法属复合性手法，需根据患者的年龄，关节病损的病程、损伤或粘连程度，因人、因时、因病应用本手法。

操作规范如下。

①医生固定手与操作手的握点应放置准确，助手的固定手握点应放在伤肢上端关节近侧的近端（支点），医生操作手的握点应放在关节远端。医生两手均为操作手，但要注意两手配合，紧贴皮肤，握紧不打滑（图3）。

②根据受术关节状态确定关节屈伸、环转、拽拉的幅度和范围。受术关节屈伸、环转、拽拉的范围界定在起始位至病理位之间，最大可达到最大被动病理位，不可强行超越生理活动范围。正常关节的屈伸、环转、拽拉的范围界定在起始位到功能位之间，最大可达到最大被动功能位，但不可强行超越此位点（图4）。

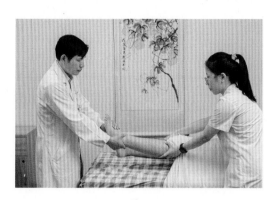

图3

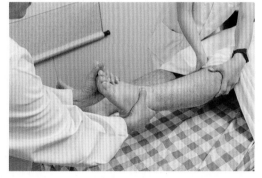

图4

③动作要缓慢柔和，忌暴力，关节的屈伸、环转、拽拉的动作幅度应由小到大，使关节间隙发生瞬间的变化，出现弹响声时，操作应立即停止，动作最多可重复3次，以免症状加重。

三、八字分筋法

（一）定义

八字分筋法是指医生以拇指外展与其余四指分开，双手拇指呈"八"字形放置患处，与肌肉肌腱或者纤维韧带走行方向垂直，双手一左一右交替进行分拨，具有活血化瘀、消肿理筋、松解粘连、整复错位效果的一类手法。根据手法作用部位不同，可分为项部八字分筋法、上肢八字分筋法、腰臀部八字分筋法、下肢八字分筋法及足踝部八字分筋法。

（二）作用机理

中医学认为，筋骨受损必累及气血，导致气血瘀滞、阻塞经筋，影响关节滑利，从而为肿为痛，《黄帝内经·灵枢·本藏》中说："是故血和则经脉流行，营复阴阳，筋骨劲强，关节清利矣。"通过该手法的分拨作用引筋归位，使肌筋气血流畅、经脉调和、筋骨强健、关节滑利，从而起到筋柔骨正、消肿理筋、活血化瘀、松解粘连的作用。

现代研究及临床实践表明，通过该手法分拨肌肉韧带，可松解粘连，改善局部软组织张力过高状况，促使毛细血管扩张，改善血液和淋巴循环，使血液黏滞性减低，降低周围血管阻力，加快新陈代谢，减少局部化学因子刺激，从而减少疼痛；同时，该手法可以协调小关节上的肌肉收缩运动，改变应力点，使错位失稳的脊柱节段在各轴向的相对位置得到调整，从而改善小关节紊乱，减轻受累神经的压迫刺激症状，改善因小关节应力异常导致的功能障碍。

（三）操作技术规范

八字分筋法主要用于全身各部位的肌肉、肌腱损伤和筋出槽之症，治疗时常与推拨、牵抖等手法配合选择使用。

操作规范如下。

①根据受术部位不同，患者可取端坐位、俯卧位及仰卧位。

②医生站于患者患侧。

③操作时，可双手或单手操作完成，施术时医生身体前倾，肘关节伸直，以便将上半身重力传至掌根部，拇指外展，余四指并拢自然展开，同时双手拇指呈"八"字形放置于患处，与肌肉肌腱韧带组织走行方向垂直，余四指置于相应的位置作为助力（图5）。

④拇指适当用力下压至一定深度，寻找肌筋层面组织，待患者有疼痛酸胀感时，做与肌纤维或肌腱、韧带、经络走行方向垂直的向外拨动，双手左右交替或单手横向用力持续进行分拨（图6）。

⑤手法要求均匀有序、轻而不浮、重而不滞。

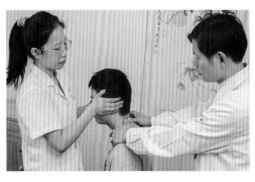

图5

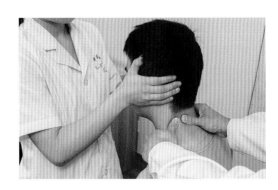

图6

四、指顶法

（一）定义

指顶法是指以拇指指端为接触发力点，医生拇指伸直，其余四指弯曲握拳状，食指指间关节置于食指中节辅助拇指发力，拇指指端作用于受术部位进行由浅入深顶压的手法。指顶法常用于颈肩部、腰臀部、四肢、踝部等，根据手法作用部位的不同，可分为颈项部指顶法、腰臀指顶法、大腿后侧指顶法、踝部指顶法。

（二）作用机理

中医学认为，经络筋脉气血运行不畅，壅滞不通，不通则痛。《黄帝内经·素问·举痛论》记载："经络流行不止，环周不休，寒气入经而稽迟，泣而不行，客于脉外则血少，客于脉中则气不通，故卒然而痛。"外伤或感受风、寒、湿邪会导致经脉气血瘀滞、经络气血运行不畅，进而导致疼痛。将指顶法运用于瘀滞经穴处的穴位，可起到疏通经络、调和气血、消肿止痛的作用。

现代医学认为，肌肉骨骼疼痛扳机点为骨骼肌纤维中可以触及的易激惹的点。其常见的临床特征表现为按压扳机点时，可以诱发患者出现局部疼痛或者牵涉痛，这种疼痛与患者主诉的疼痛感受相似，按压亦可加重已存在的疼痛；快速按压扳机点，可以诱导局部出现肌肉颤抽反应，该反应是肌纤维的快速收缩导致的；扳机点为骨骼肌筋膜密结点，血运功能差，肌肉功能失调，筋膜紧绷，局部代谢功能差。指顶法作用于扳机点，通过刚柔并济且渗透力强的指力作用，松解其深层肌肉筋膜结节点，促进血液循环，提高肌肉功能代谢，促进炎症吸收代谢，从而达到缓解疼痛的效果。

（三）操作技术规范

指顶法主要是对"点"的松解，针对不通部位的经络穴位点及肌骨疼痛扳机点进行松解，施术时针对不同的部位选取不同的体位，通过复贴法触诊寻找其相应的扳机点，或根据传统中医经络穴道选取相应的穴位进行指顶松解。

操作规范如下。

①患者取端坐位或卧位。

②医生坐于或站于患者受术部位一侧（图7）。

③医生以一手拇指指端为接触发力点，其余四指弯曲呈握拳状，食指中节抵住拇指指间关节提高拇指稳定性以便更好发力（图8）。

④施术力道由轻到重，由浅入深以达扳机点或穴位深处，以患者感到明显酸胀感为宜。

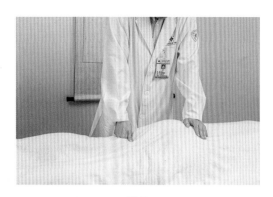
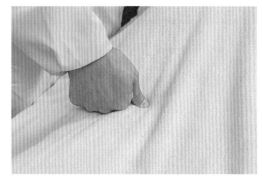

图 7　　　　　　　　　　　　　　　图 8

⑤指顶法为复合手法，手法作用到筋结点，可配合挫按法与推拨法使用，以便更好地松解深层肌肉痉挛和筋膜粘连结缔组织。

⑥手法要求协调自如，均匀柔和不滞涩。

五、转摇法

（一）定义

转摇法是指医生以患者患肢关节为轴心，沿关节运动轴的方向，自起始位至最大被动病理位或最大被动功能位的运动区位（即摇动区位）内，使患肢做被动、缓和的顺时针或逆时针环转运动的关节摇动类手法。根据作用部位不同，可分为摇肩法、摇腕法、摇髋法及摇踝法。

（二）作用机理

中医学认为，"宗筋主束骨而利机关也""诸筋者，皆属于节"，说明人体关节及其运动离不开筋的束缚和滑利。《黄帝内经·素问·调经论》曰："志有余则泻然筋血者，不足则补其复溜……病在筋，调之筋；病在骨，调之骨。"转摇法通过屈伸、摇动关节，松动关节周围粘连，具有引筋归本、整复错缝、滑利关节的作用。

现代医学认为，转摇法通过转摇关节，使关节的运动区位转摇至最大角度，并在运动过程中对关节进行旋转、牵引、挤压。其中，旋转手法可解除关节周围肌肉、韧带的痉挛，牵引手法可暂时增加关节间隙以利于整复关节错缝，挤压手法有利于刺激本体感觉和促进关节液交换、循环，而在转摇过程中产生的热量有助于打破粘连所致的黏附交联，改善细胞外基质（ECM）黏度，从而改善关节活动度。

（三）操作技术规范

转摇法多应用于肩关节、腕关节、髋关节及踝关节等在矢状面、冠状面和水平面均具有较大活动范围的关节。因本手法属复合连环动作，需根据患者的年龄，关节病损的病程、损伤或粘连程度，因人、因时、因病制宜。在操作时，嘱咐患者充分放松，医生的手法力量应从轻到重、活动范围应由小到大。

操作规范如下。

①固定手与操作手的握点应放置准确。固定手握点应放在受术关节近侧的近端（支点）；医生的操作手的握点应放在关节远端，医生的两手均为操作手，但要注意两手配合（图9、图10）。

②根据受术关节状态确定摇动幅度和范围。病态关节摇动范围界定在起始位至病理位之间，最大可达到最大被动病理位，不可强行超越。正常关节的摇动范围界定在起始位到功能位之间进行，最大可达到最大被动功能位，但不可强行超越此位点（图11、图12）。

③动作和缓，摇动速度宜慢，摇动幅度应由小到大。

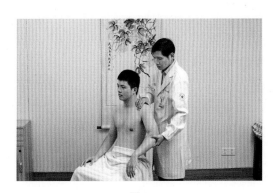

图9

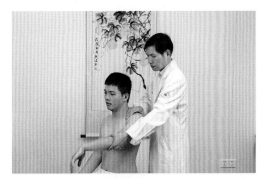

图10

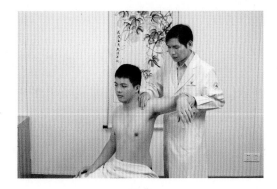

图11

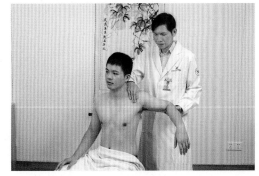

图12

六、挫按法

（一）定义

挫按法是指医生一手拿住患者关节远端，另一手拇指按在患处进行牵拉、屈伸，继而旋转 3～5 次，在牵拉指趾端的同时，放置于患处的指间节贴在患处瞬间做挫按，使游离、浮起之筋顺归本位，具有消散结节、整复错缝的功效的复合类手法。根据手法作用部位不同，挫按法可分为腕关节挫按法、肘关节挫按法、膝关节挫按法、踝关节挫按法。

（二）作用机理

中医学认为，挫按法通过牵拉、屈伸、按压等手法作用于患处，能使出槽的筋骨归位，理顺筋结，因此具有消散结节、整复错缝的功效。

现代医学认为，挫按法通过牵拉、屈伸、按压等手法拉长关节周围的肌肉及结缔组织，改变相应肌肉组织的张力，从而消除引起肌肉痉挛和局部疼痛的病理状态，同时改善病变及相关部位的血液循环，促进病变部位水肿的吸收以及各种代谢产物的排出，有利于损伤组织的修复和功能重建。挫按法也通过牵拉、屈伸等手法增宽骨关节的间隙，减轻对关节囊的挤压，纠正关节的对位对线，使关节脱位者整复，骨错缝者合拢，滑膜嵌顿者解除，也可解除小关节周围韧带粘连、改善周围血液循环、促进有害炎症物质吸收。

（三）操作技术规范

挫按法多应用于肘关节、腕关节、膝关节、踝关节等，因本手法属复合连环动作，需根据患者的年龄，关节病损的病程、损伤或粘连程度，因人、因时、因病制宜。在操作时，嘱患者充分放松后，医生的手法力量应从轻到重，活动范围应由小到大。

操作规范如下。

①根据不同的操作部位，患者可取端坐位或仰卧位。

②医生根据患者的体位及操作部位一般正对患处取端坐位或站立位。

③操作前，医生用拇指仔细探查患处，寻找游离、浮起的条索、骨棱，确定病灶。

④助手双手紧握关节近端，医生双手紧握并固定关节远端，两人对向用力以牵伸关节，使出槽之筋紧张（图13）。

⑤医生将操作手的拇指紧贴出槽之筋，按而留之，手法力度平稳且持续，后反复牵拉、屈伸、旋转关节以放松关节。

⑥嘱咐患者放松后，医生固定手将关节远端牵伸，操作手拇指的指间节吸贴于患处，垂直于肌腱走行的方向做瞬间的、短距离的、快速的推按1～3次，手下有感觉或出现弹响时即停（图14）。

⑦挫按病点要准确，垂直着力，力度要以患者能耐受为度，忌粗暴施术、迅猛用力。

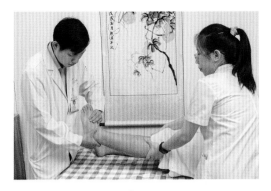
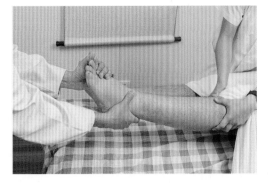

| 图 13 | 图 14 |

七、扳拨法

（一）定义

扳拨法是指以助手双手固定患者肢体远端，医生治疗手拇指掌面紧贴受术部位，其余四指并拢微弯曲呈虚式，拇指指间关节放在病点，顺肌筋走行方向，将错位、偏歪、隆起的部位横拨顺正，具有矫正错缝、松解粘连、通络止痛功效的一类手法。根据作用部位不同，扳拨法可分为颈椎扳拨法、肩关节扳拨法、腰椎扳拨法、踝关节扳拨法。

（二）作用机理

中医学认为，筋骨相近，伤筋必及骨，伤骨必损筋，指出"筋出槽，骨错缝"的基本内涵。《难经》记载："四伤于筋，五伤于骨。"筋骨损伤日久，筋脉失于濡养，可造成关节周围韧带不同程度的粘连，使关节失去正常的活动范围。《医宗金鉴·正骨心法要旨》指出："按其经络，以通郁闭之气，摩其壅聚，以散瘀结之肿，其患可愈。"阐明机体损伤后出现肿胀、瘀血、疼痛，通过理筋、顺筋之法，可使气血畅通、肿胀消除。扳拨法操作时顺肌筋走行方向，将错位、偏歪、隆起的部位横拨顺正，能改善病灶局部软组织的微循环，改善局部缺血缺氧的状态，从而起到矫正错缝、松解粘连、通络止痛的作用。

现代医学认为，扳拨法通过牵伸肢体远端，使关节肌肉处于放松状态，操作时配合肢体旋转，通过机械力作用于病变部位关节、肌肉、肌腱上，能改善病变部位及远端部位血液淋巴循环及微循环障碍，促进病变部位水肿、血肿及各种代谢产物的吸收，改善组织缺血缺氧状态，也可以解除关节周围肌肉、韧带的痉挛。同时，扳拨法可增加关节间隙，为关节活动提供空间；也可分离筋膜、滑囊的粘连，松解肌腱及韧带，恢复其弹性和牵张力；使关节、肌腱各归其位，解除骨错缝、筋出槽对组织的牵拉、扭转、压迫和刺激，使肿胀疼痛消失。

（三）操作技术规范

扳拨法多应用于颈椎、肩关节、腰椎、踝关节。因本手法属复合动作，需根据患者的年龄，关节病损的病程、损伤或粘连程度，因人、因时、因病制宜。

操作规范如下。

①患者取坐位。

②医生取坐位，助手立于患者患侧后方或同侧（图15）。

③嘱患者充分放松后，助手双手固定肢体远端，使受术部位处于牵伸状态；医生拇指掌面紧贴患者皮肤，其余四指并拢微弯曲呈虚式，拇指指间关节放在受术部位，顺肌筋走行方向，将错位、偏歪、隆起的部位横拨顺正，若拇指下有滑动感，手法停止。操作时用力不要过大（图16）。

④手法力量从轻到重，力度以患者能耐受为度，活动范围由小至大。

⑤操作手手指指腹不能在表皮上摩擦移动，如筋归本位时手下可有弹动感。

⑥扳拨法是瞬时用力，全程短暂、迅速，时机把握要准确，力度要适当，收力要及时。

⑦不可强求关节的弹响声，扳拨2～3次即可，以免造成损伤，带来不良后果。

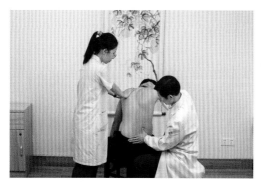

图15

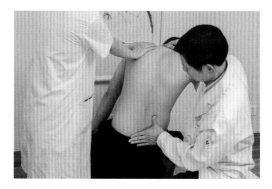

图16

八、拿捏法

（一）定义

拿捏法是指医生运用单手或双手的拇指和其余四指并拢微屈，指腹相对用力内收，拿捏住治疗部位的肌肉、结缔组织后，沿垂直肌肉、结缔组织走向向上提起至极限再缓慢放下，指腹沿着肌肉及经络走向在患处及周围组织进行拿捏局部筋肉的手法。根据手法作用部位不同，拿捏法可分为项部拿捏法、肩部拿捏法、上肢拿捏法、下肢拿捏法。

（二）作用机理

中医学认为，拿捏治疗部位及周边的皮部、筋经、穴位，可松解局部筋经，激发局部经气，气行则血行，从而加速气血运行，气血通畅可以减轻局部血瘀、肿胀，故局部不瘀、不肿、不痛，起到松肌舒筋、活血消肿、解痉止痛、驱寒等作用。

现代医学认为，直接拿捏治疗部位的肌肉及周边的结缔组织，对局部组织有加压与牵拉的作用，能促进肌纤维的收缩和伸展活动，可以解除局部肌肉痉挛，松解局部结缔组织的粘连，缓解疼痛；通过手法还可改变拿捏处组织的局部压力，促进炎性介质分解、稀释，使局部水肿、血肿吸收；通过拿捏肌纤维及结缔组织促进局部肌肉血液循环，改善肌肉的营养代谢，增强肌肉张力、弹力和耐力，可避免行转摇、拖拉、挫按等矫正手法时对肌肉及结缔组织造成二次损伤。

（三）操作技术规范

拿捏法多直接作用于局部肌肉及结缔组织处，在操作时，根据患者的年龄，关节病损的病程、损伤或粘连程度，因人、因时、因病控制拿捏力度。

操作规范如下。

①患者取端坐位或卧位。

②医生站立于患者患侧。

③操作时腕部要放松，拇指与余四指指腹着力治疗部位两侧，忌指尖内扣。

④拇指与其余四指指腹着力于治疗部位之后，拇指与其余四指指腹合力拿捏、提起（在患者可承受的极限范围内），然后再缓慢放开拇指与其余四指所抓握的组织，使其回复原位，此操作为拿捏手法的一次完整的流程（图17、图18）。

⑤在整个手法操作过程中，医生指腹和患者皮肤不可以发生摩擦。

⑥在整个治疗过程中，手法动作要灵活、持续、连贯，手腕放松，手法频率以每分钟 60 ~ 80 次为宜。

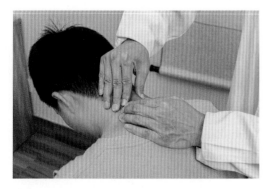

图 17

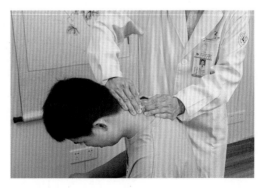

图 18

⑦治疗手法从远端到患处，沿着肌肉、经络、筋经走向进行，力度宜由轻到重，以患者耐受舒适为宜，动作连贯，切记勿突然使用暴力。

⑧一般重复操作 3～5 遍，以患处皮肤潮红或者肌肉张力恢复正常的状态为佳。

⑨拿捏法常作为治疗中的准备手法和结束手法。

用罗氏正骨筋伤八法进行手法操作前要与患者充分沟通，相应复位部位必须予以影像学检查，以提高疾病的诊断与鉴别诊断能力，要熟练掌握手法操作程序，选择合适的手法、合适的体位，及时评估手法反应，提高洞察潜在风险的能力，果断阻止风险苗头。技术操作时可能出现的意外情况及处理方案如下。

（1）疼痛加重

对于部分颈肩腰腿痛患者，若治疗时手法过重或第一次手法治疗患者不适应，有时会出现疼痛加重的情况，一般 1～3 天后多能自行消除，亦可配合活血化瘀药物处理，在操作时手法应尽量轻柔和缓，以患者能耐受为度。

（2）皮肤破损

予皮肤破损处进行常规伤口清洗消毒并保持损伤部位的清洁，以防继发感染。

（3）皮下出血及瘀斑

如出现皮下出血，首先是止血，局部可用药物止血，或用轻柔的手法以疏通气血，消散淤血，促进淤血的吸收。如出现瘀斑，可以活血药外用或热敷促进淤血吸收。

（4）骨、关节和脊髓损伤

骨、关节和脊髓损伤重在预防，切记勿暴力复位治疗，疑似有骨折或者脊髓损伤者必须立即予影像学等检查以确诊，必要时请相关专科会诊处理。对小儿和年老的患者做按压、屈伸、扳、摇等手法时，要注意手法不宜过重。予关节活动操作时，手法要由轻到重，活动范围由小到大，并密切注意患者耐受情况，以免造成骨、关节损伤。

（5）晕厥

患者可平卧休息，口服温糖水；必要时予患者 50% 葡萄糖注射液静脉推注、吸氧及心电监护并请内科会诊治疗。

黄氏壮医经筋疗法

扫码看视频

（一）定义

黄氏壮医经筋疗法，系指以中医及壮医理论为指导，运用理筋消灶手法、经筋针刺消灶、经筋拔罐、经筋敷药姜四者并联施治以巩固和增强疗效的特色疗法。

（二）作用机理

黄氏壮医经筋疗法运用经筋专项手式扫描查灶理筋法治病，通过科学的物理调理方式，直接作用于人体中结构最庞大的筋肉系统，对肌筋、腠理产生影响，将病理性的紧结、气血闭阻状态逆转为生理性的形态并使气血通畅，同时使肌筋挛缩对周围组织产生的牵拉、压迫获得有效解除，使机体经筋本身和周围组织恢复生态平衡。

（三）操作技术规范

1. 器械及材料准备

①目前拔罐器具有医用专业玻璃火罐、真空抽气罐、简易罐等，不管是哪种罐都具有同等疗效，可根据实际情况选择合适的拔罐器具来进行治疗。

②玻璃火罐改进：以木质为火灶取火源，于木火灶上，钉上铁钉；铁钉顶部缠上棉絮。使用时，棉絮蘸上95%酒精点燃，然后将罐器盖于施治部位。该火灶器具有使用方便、安全、不易烫伤等优点。

③工具选择：罐器大小适宜，负压量适度，罐口光滑平整，不漏空气，重量适当，大小品种多样化，以适用不同部位的治疗需要为原则。

2. 技术操作

（1）第一联经筋专项手式扫描查灶理筋

先对患者运用经筋专项手式扫描查灶法，对躯体进行初步理筋施治，边查灶边理筋，即运用单式或复合手法，对躯体进行全面梳理，让患者获得明显的舒适感，继之以掌弓手法、弓钳手法或肘臂理筋法进行初步消灶解结。

常用的理筋消灶手法如下。

①经筋滚动手法（图1）。

医生单手或双手半握空拳，以掌侧的小鱼际部位置于施治部位的皮肤上进行往返滚动的施治手法，称为经筋滚动手法。适用于颈肩、背腰、臀腿部位的施治，具有通经活络、行气活血、松解肌筋、缓解疼痛、促进血液循环、消除疲劳及安神定志等作用。

操作要领：患者取卧位或坐位，医生以适当位置面向患者，用单手或双手自然半握拳的掌尺侧，于施治部位悬腕；腕肘呈轻度屈曲，肩背放松，借助臂腕之力于施治部位进行往返滚动。着重运用小鱼际及小指至中指指根的压力，推动向前时掌略呈半伸，返回滚动时掌呈回收半握拳，小鱼际仍然保持回收压力。要求动作连续而均匀，不可忽快忽慢及跳动，或时轻时重。

②经筋掌弓按揉手法（图2）。

运用指掌作为治疗工具对施治部位进行施治，在施治过程中加以按揉的动作，动作要领是以双手的食指、中指、无名指及小指的指腹、指尖和指掌根部及小鱼际肌作为支点，拇指的指腹和指尖亦作为支点运用合力做旋揉动作，使施治部位更为准确、舒适，这是常用的实用理筋联合手法之一，即掌弓按法与揉法的联合运用。按，是使用一定的按压力对施治部位的按压；揉，是在按压基础上的揉动。按与揉相结合施治的手法，简称为经筋掌弓按揉手法。

指尖按揉法（图3）：以拇指指尖作为按揉工具对施治部位进行按揉（做前后、左右或上下揉动），适用于施治部位较局限的治疗，运用指尖按揉手法施治时，注意修剪指甲，注意指力的配合使用。

掌根按揉法（图4）：以手掌根部对施治部位进行按和揉。使用单手按揉、双手按揉或两掌重叠的双手按揉均可，适用于施治部位稍宽的治疗。

肘臂按揉法（图5）：以前臂近端的尺侧对施治部位进行按揉，适用于施治部位较广泛的治疗，如肩、背、腰、臀、腿等部位。

肘尖按揉法（图6）：屈肘，用肘尖对施治部位进行按揉，适用于肌肉较丰厚的施治部位及经筋病灶较深部位的治疗。

按揉法适用于经筋病灶较重、面积较广泛、有连锁反应的治疗，运用按揉手法施治时，应因人、因病、因部位施以适宜的治疗力度，避免使用强度过大的力量而造成组织、器官的损伤。

③经筋切疗手法（图7）。

经筋切疗手法是以拇指、中指或食指的指尖作为治疗工具，着于施治部位，运用指合力、腕力在施治部位的上下左右方向做切压、切拨、切弹、切揉、滑动等施治手法，适用于施治部位较局限的治疗。该手法适用于头部、关节、骨粗隆等经筋区域病变的治疗。

④经筋掌弓揉捏手法（图8）。

运用指掌作为治疗工具，对施治部位进行施治，在施治过程中加以揉捏的动作，常用指掌合力做揉捏动作，使施治部位更为舒适，疗效更加显著。适用于指掌可以拿捏或揉捏部位的治疗，如颈肩、上肢、下肢及腹侧等。可采用单手或双手揉捏。

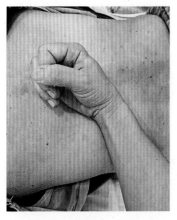

图 1

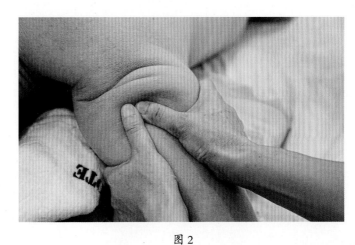

图 2

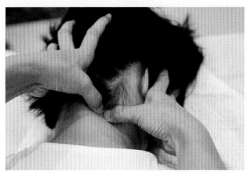

图 3

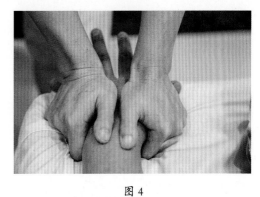

图 4

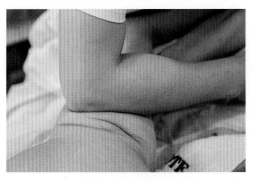

图 5

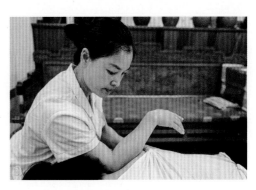

图 6

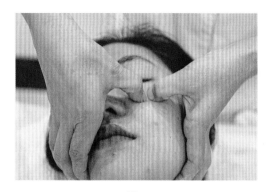
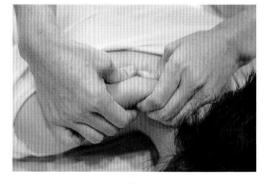

图 7   图 8

⑤经筋揉搓手法（图9）。

经筋揉搓手法即揉法与搓法的联合使用手法，适用于局限性的经筋病灶的治疗，常以拇指指腹作为治疗工具，以指合力增强揉搓力的功效；需施治的病变部位较广泛时，常以手掌掌根部为治疗工具，对施治部位施行往返性及旋转式的揉搓，常需双手的配合，左手固定于施治部位，协助右手诊查经筋病灶及施行揉搓手法。运用经筋揉搓手法治疗经筋病灶时，只要求对病灶起到初步的松解作用，为进一步经筋消灶打下基础。

⑥经筋弹拨手法（图10）。

经筋弹拨手法是在揉搓等手法基础上实施的，其主要针对经筋病灶做分筋离筋的施治，对局限性病灶，运用双手的指合力，以两拇指首先施行平衡性的揉拨，继之以垂直揉而弹拨的手法，将经筋结灶进行松解。弹拨手法的基本手法要求：一是施治的经筋病灶部位准确；二是对连锁反应的病灶同时进行"解锁"的施治；三是边弹拨边查灶，主要针对经筋病灶进行弹拨，由浅而深地逐层将病灶松解。

⑦经筋点穴手法（图11）。

"点穴"这一名称，始见于中国武侠小说之中，为武术功法之一，具有攻击性能，起防身克敌的作用。医用的点穴具有治病强身的作用，是医疗保健的一种医术。点穴疗法的基本内容，一是具有明确的点治穴位；二是对穴位施行点治手法。

本文所叙述的经筋点穴手法结合了壮族民间的点穴经验。其穴位有针灸腧穴、郄穴等，但更主要是通过经筋专项手式扫描查灶法针对经筋尽筋头或经筋病灶较顽固的部位进行点穴施治。所采用的手法有点摸、点切、点按、点拨、点揉、点捋、刮捋、点捏、点扣、点拍、点捶等。

⑧经筋拍打手法（图12）。

经筋拍打手法是徒手或用自制的简便医疗用具，对施治部位进行拍打，使治疗部位潮红充血、血脉舒通，从而达到治疗目的的一种简单而有效的医疗方法。

徒手拍打时，常用右手的指掌背作拍打工具。施术时，患者取坐位或卧位，医生采用站位，稍向左侧身，用右上肢指掌背对施治部位施行拍打。拍打的施术要求，一是四小指合拢；二是善于运用掌力；三是腕部活动灵活，使指掌背真正成为拍打工具。

自制拍打用具，一般以幼细的柳枝条 15 ～ 30 根，用纱布捆绑成为拍打工具。拍打工具的长度为 60 ～ 70 cm，粗细以适合手握为度。施行拍打时，以右手执握工具的一端，将工具的另一端对准施治部位施行拍打，要善于运用腕力的灵活性，对治疗部位施以适宜的力度进行拍打，常用于颈肩、腰背及肢体等部位的辅助治疗。

⑨经筋擦疗手法（图 13）。

经筋擦疗手法是传统医术中的常用方法，是以手掌的大鱼际或小鱼际着力于施治部位，施行擦拭的动作以达到治疗目的。

动作要领：患者取卧位或坐位，医生以鱼际部或掌心移动，着力均匀而缓慢地往返擦拭病灶部位；用力持续，动作连贯，实而不滞，滑而不浮，直线擦拭，并施加些暗力，重点施治于紧张的经筋病灶部位。

经筋擦疗法除施行徒手的擦拭外，可适当配合使用功效良好的外用药酒或姜汁涂擦。此外，运用按摩器（筋大夫，专利号为 2L202230749324）等作为擦疗工具，既可对面积较小的病灶施治，又可获得药物外用协同的功效。

⑩经筋弓钳掐手法（图 14）。

掐的含义是以手指用力夹持，即运用拇指与其余 4 个手指的合力掐持提捏，对施治部位进行施治。本手法用力点主要在指尖，运用指尖的合力对经筋病变部位施行松与紧交替的掐持提捏，并于掐持提捏之中做适当的掐拨滑动，分为单手弓钳掐手法和双手弓钳掐手法。

该手法适用于指掐力可以掐及的治疗部位，如肩、臂、臀及小腿等，所选部位较深，作用力较强，消除经筋病灶的功效较强。

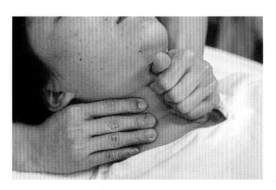

图 9

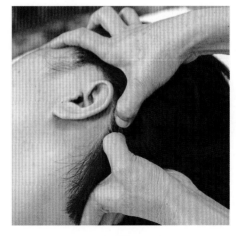

图 10

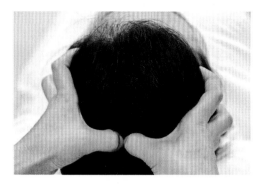

图 11

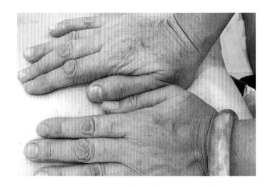

图 12

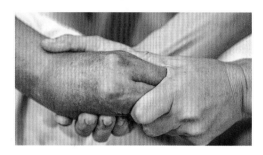

图 13

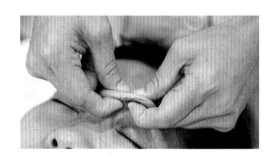

图 14

⑪经筋返博灌浆法（图15）。

经筋返博灌浆法是运用双手的掌合力和指合力在身体的表皮、筋肉浅层进行施治的一种方法。是将经筋的皮部作为施治对象而设立的一种理筋方法，是在古代擀皮腠理疗法基础上的变用。皮部是机体的卫外藩篱、卫气循行的重要场所，主司开阖，具有内护脏腑、外应天序、维护体内外环境动态平衡等功能，但它又是外邪入侵机体的重要途径。因此，理皮健皮对增强机体健康具有重要的作用。

动作要领：患者取卧位或坐位，医生以掌根鱼际部和4个手指指腹，力量稍侧向小鱼际，在暴露的躯体上反复来回做按、推、回揉、轻轻提捏等动作；双手必须密切配合，用力持续，动作连贯，并施加些暗力，以见皮肤潮红为度，重点施治躯体紧张的皮下经筋病灶部位。

该手法适用于皮肤肌肉比较宽广的治疗部位，如肩、背、腰等，所选部位较浅，作用力适中，对于消除"外感痧症"有较好的疗效。

（2）第二联经筋针刺消灶（图16）

在第一联手法理筋的基础上运用经筋专项手式扫描查灶法，给予针对性的诊查，然后在诊查到的经筋病灶上施行相应的经筋针刺消灶，对重点病灶及连锁反应病灶分次分节段进行针刺治疗，具有施治目标明确、直达病所、效力集中、消灶力强、善于解锁、起效快速、疗效巩固等优点。

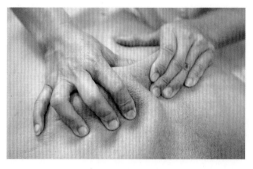

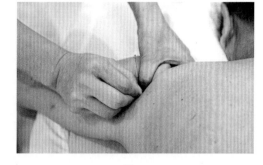

图 15　　　　　　　　　　　　　　　　图 16

经筋消灶常用的几种针法如下。

①经筋腧刺消灶法：即于腧穴的位置进行施针。按照经筋病症的临床表现及治疗的需要，选择具有经筋病灶明显的腧穴，施以消灶的针刺进行治疗。

②经筋经刺消灶法：即以经筋专项手式扫描查灶法触诊检查，在发现经筋病症沿着经筋循行线形成线形病灶（一般呈索样变化）的情况下，采用经线消灶治疗的方法。

经筋经刺消灶法以经筋循行的经线施治为主，有单经病变刺治和多经病变同时刺治的方法。在施治时，应分段于经线病灶最显著部位进行刺治。做到行刺疏密度适宜，重点解决，分次施治，逐一消灶解结，从而达到最佳疗效。

③经筋多维解锁消灶法：是根据十二经筋呈阴阳拮抗分布规律，机体发生多经并病，运用经筋专项手式扫描查灶法检查，发现躯体的前后左右呈现复合型多发性的病灶而建立的一种经筋治疗手段。其施治任务是对多维连锁性的病灶系列，施以点、线、面及多维互相结合的消灶解结，令病灶松解。常用的多维解锁施治部位是颈胸背三角、腰腹腿三角及肢体。它具有原发与继发、标与本并治的功能，体现经筋治疗学的辨证施治，对多种疑难病及病因未明疾患如伤筋合并神经衰弱、慢性疲劳综合征等，具有特殊疗效。

④经筋内外调衡消灶法：根据人体内外环境平衡的原理，内脏病变导致相应区域出现的敏感反应性经筋病灶，是经筋疾病临床表现的特殊形式。在相应区域的敏感皮肤过敏反应性经筋病灶部位进行皮肤调节治疗，对脏器疾患具有良好的效果。该针法的施治步骤，先是在内脏相应区域的敏感反应区运用经筋专项手式扫描查灶法检查到经筋阳性病灶，再在敏感的病灶部位做针刺施治。

⑤经筋消灶解结法：经筋的筋结病灶系指筋肉系统发生病变时，于躯体呈现的阳性体征，对筋结病灶进行刺激，能使病灶消散。临床实践表明，该针法对经筋病症具有显著疗效，其疗效优于一般的针刺疗法、药物疗法、物理疗法等。其原因可能与下列因素有关。

经筋病灶是经筋病症的筋结，是产生经筋病临床症状的主因；通过针刺的方法进行消灶，能消除病灶产生的压迫，从而获得临床症状的消除。

经筋病灶的形成和存在不仅对经筋系统本身产生影响，而且对于周围组织亦可发生影响，构成牵连性反应，消除经筋病灶，受牵连等产生的不良反应随之消除。

经筋病灶的产生是由于机体保护性反应，造成"四维相代"继发性经筋损伤，消除了病灶，继发性损伤可获得康复。

经筋病灶的存在，对人体整体机能发生影响，消除病灶对全身机能具有的调适作用。

⑥经筋移行点刺消灶法：即对施治区域采用针尖点刺，达到治愈病症的一种针刺方法，具有灵活使用的优点。按照不同施治部位要求及运用的方法不同，点刺法又分以下3种。

皮外移行点刺法：常用于额部经筋区、股外侧经筋区等部位的施治。手持短针，于施治部位做皮外移行点刺治疗。均不留针，轻点而过。用于治疗病变较广泛而浅表者。

单针一孔持续点刺法：常使用于眶隔经筋区、耳部经筋区等部位的点刺治疗。手持短针，在左手配合固定病灶下，施以单针刺入，在病灶位置进行雀啄点刺手法。

单针移行点刺法：常用于皮肤疏松可移的施治部位，于施治部位入刺施治病灶一针后，将针尖移至皮下，左手转动新的病灶，对准针尖，右手持针，再向新的病灶刺治。该刺治法的注意点是持针宜平稳、垂直，不宜在皮下移动针尖，以免伤及周围其他组织。该法可起到单针一孔多点刺治的作用，是经筋消灶的常用手法。

⑦经筋关刺消灶法：是古代中医的经验刺疗方法之一，对于治疗经筋病症，疗效显著。《灵枢·九针十二原》曰："皮肉筋脉，各有所处，病各有所宜，各不同形，各以任其所宜，无实无虚。"《灵枢·官针》云："关刺者，直刺左右尽筋上，以取筋痹。"尽筋头是经筋病症好发的部位，该针法直接刺达经筋病的左右尽筋头，较腧穴刺治法更好，能直达病所；比刺治肌腹作用更大，治疗效果较理想，病愈更彻底。该法的施治关键是要熟悉肌筋的起始及附着终点，针对附着点进行查灶、消灶。

临床常运用该针法治疗寒痹、着痹、骨痹。此三痹的特点，一是病位固定，二是疼痛剧烈，三是病情顽固。现代医学研究认定，针刺疗法具有镇痛、消炎及提高免疫力的作用。关刺疗法具有直达病所、镇痛作用显著、消炎作用强的特点。

⑧经筋三刺消灶法：《灵枢·官针》云："所谓三刺……先浅刺绝皮，以出阳邪，再刺则阴邪出者，少益深绝皮，致肌肉，未入分肉间也；已入分肉之间，则谷气出。故刺法曰，始刺浅之，以逐邪气，而来血气，后刺深之，以致阴气之邪，最后刺极深之，以下谷气。"经筋三刺消灶法，首刺刺透皮肤，二刺刺达肌筋膜，三刺刺及肌筋肌束的筋结病灶。适用于刺治经筋病灶面积较宽的部位。

⑨经筋豹文刺消灶法：是古代经验刺治法之一，具有两大特点，一是"左右前后针之"，二是"中脉为数"。该法是以刺激经筋病灶为主要目的，适用于治疗菱形的

经筋病灶。

⑩经筋输刺消灶法：《灵枢·官针》曰："输刺者，直入直出，深内之至骨，以取骨痹。"是直入直出的刺治方法，在固定病灶下，深达骨膜，用于治疗固定性的经筋病灶点，如第二颈椎横棘突、第三腰椎横棘突及肋骨小头等骨性和筋性并存的关节病变。

⑪经筋节段消灶法：经筋病灶的分段刺疗，是根据经筋具有延续性的筋结病灶特点而设立的施治方法，适用于连锁反应、多经并病的经筋病灶。临床上常用于颈臂、背腰及大腿后侧线形经筋病灶的治疗。根据病灶的长短、部位特点，分节段进行消灶解结。

⑫经筋穿刺式消灶法：是根据深部经筋病变治疗的需要，效仿现代医学封闭疗法的穿刺方法，在充分掌握解剖知识、确保安全的前提下，施行穿刺式针刺治疗。常用于冈上经筋区、髂腰经筋区、臀部经筋区等经筋病变部位的施治。

（3）第三联经筋拔罐（图17）

在第二联经筋针刺基础上，在能拔罐的治疗部位上施以拔罐疗法，通过拔罐器腔的负压作用，吸附于机体的穴位或治疗部位，对局部皮肤肌造成瘀血现象，促进血脉的疏通，开闭行滞，疏表调里，揭闭除郁，对机体功能产生良性刺激，起到调节和增强疗效的作用。

操作方法：不管是选择真空抽气罐还是玻璃火罐，患者均采取卧位或坐位，便于罐器直立，将施治部位暴露。根据病情需要依次进行拔罐，重点把罐器置于治疗穴位上。拔罐数目依患者病情而定。拔罐时间一般为5～10分钟，间隔治疗时间一般为3～5天。

（4）第四联经筋敷药姜（图18）

在第三联拔罐的基础上，用调配好的药姜在治疗部位上进行擦拭，使局部皮肤肌膜产生温热良性刺激，对机体具有疏表调里、祛瘀温经散寒、活血通络、祛邪固表的作用，同时还具有祛病延年的功效。

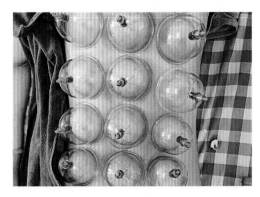

图17

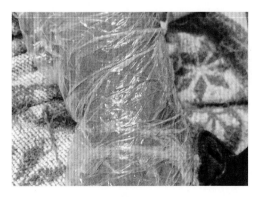

图18

操作方法：首先把生姜和艾草洗净捣碎或榨汁，然后取末和汁与约 2 ml 具有舒筋活血作用的药酒调匀，按 3：1 的比例进行调配；患者取坐位或卧位，将要施治的部位充分暴露；将调配好的药姜在施治部位从上到下、从内到外进行擦拭；用保鲜膜包裹起来，待施治部位有温热感时再放置 10 ～ 15 分钟即取下，将患者施治部位擦干净即可。

3. 治疗时间及疗程

经筋拔罐以 5 ～ 10 分钟为宜，经筋敷药姜以 10 ～ 15 分钟为宜。

一般每天或隔 1 ～ 2 天治疗 1 次，10 次为 1 个疗程。

4. 关键技术环节（注意事项）

（1）医生注意事项

①严格掌握适应证，诊断不明或不适于手法治疗者，不要轻易施行手法治疗。

②治疗前向患者讲清楚手法的有关问题，使患者精神和肌肉均放松，主动配合。

③治疗时医患体位要适当，手法用力要柔和，边做手法边观察患者反应，出现不良反应时立即停止治疗。

（2）治疗操作注意事项

经筋滚动手法操作时以腕部的自主滚旋带动前臂及掌背做滚动活动，不应以手或臂的拖动进行操作，以免医生的手擦伤施治部位。

经筋掌弓按揉法施治时，应因人、因病、因部位施以适宜的治疗量度，避免使用强度过大的力量而造成组织、器官的损伤。

经筋掌弓揉捏手法操作时应注意：①揉捏颈部时，重点揉捏颈后项及颈后侧，避免对颈前侧靠近颈动脉窦部位进行施治。②揉捏动作由轻至重，手法连贯而均匀，治疗量度以患者能够耐受为准则。

经筋弓钳掐手法操作须明确掐持提捏的组织，用力强度要适当，不可用力过猛。

经筋拔罐注意事项：如选择使用玻璃火罐要注意，①蘸点酒精不宜过多，以免外流燃烧引起事故。②罐器行盖时，宜从慢、从轻处理，以免火焰烧伤皮肤。罐器宜垂直行拔。③连续使用的罐器，宜吹去罐内的残余酒精，以免闪火烧伤皮肤。④去除罐器时，应先按压皮肤，让空气流入，然后除罐。使用前应对罐器做检查，将破损、边缘锐利者革除作废。⑤注重患者的体位轮换及保暖。⑥拔罐部位如发生起泡、破损，应做适当处置。⑦拔罐器件要定期清洁消毒，以免交叉感染。

经筋敷药姜注意事项：①根据施治部位来适当调配药姜使用量，以免造成浪费。②擦拭时，手法不宜过重，以免擦伤患者皮肤。③敷药姜时间不宜过长，一般敷 10 ～ 15 分钟，以患者能耐受为度。④对生姜和药酒过敏者不宜做外敷。⑤如患者感觉热辣强度较大、耐受不了时应及时取下。

5. 适应证及禁忌证

该技术适用于筋病所致的痹症、失眠、头晕头痛、肩周炎、慢性疲劳综合征、颈胸椎胃病综合征等。

6. 技术操作时可能出现的意外情况及处理方案

（1）经筋针刺异常情况与处理

①晕针。

晕针是在针刺过程中患者发生的晕厥现象。这是可以避免的，医生应该注意防止。患者体质虚弱，精神紧张，或疲劳、饥饿、大汗、大泻、大出血之后，或体位不当，或医生在针刺时手法过重，而致针刺时或留针过程中而发此症。

症状：患者突然出现精神疲倦、头晕目眩，面色苍白，恶心欲吐，多汗、心慌、四肢发冷，血压下降，脉象沉细，或神志昏迷，扑倒在地，唇甲青紫，二便失禁，脉微细欲绝。

处理：立即停止针刺，将针全部起出。使患者平卧，注意保暖，轻者仰卧片刻，给饮温开水或糖水后，即可恢复正常。重者在上述处理基础上，可刺人中、素髎、内关、足三里，灸百会、关元、气海等穴，即可恢复。若仍不省人事，呼吸细微，脉细弱者，可考虑配合其他治疗或采用急救措施。

预防：对于晕针应注重于预防。如初次接受针刺治疗或精神过度紧张、身体虚弱者，应先做好解释，消除患者对针刺的顾虑，同时选择舒适持久的体位，最好采用卧位，选穴宜少，手法要轻。

若饥饿、疲劳、大渴时，应令进食、休息、饮水后再予针刺，医生在针刺治疗过程中，要精神专一，随时注意观察患者的神色，询问患者的感觉，一旦患者有不适等晕针先兆，可及早采取处理措施，防患于未然。

②血肿。

血肿是指针刺部位出现的皮下出血而引起的肿痛，称为血肿。若针尖弯曲带钩，使皮肉受损，或刺伤血管所致。

处理：若微量的皮下出血而局部小块青紫时，一般不必处理，可以自行消退。若局部肿胀疼痛较剧，青紫面积大而且影响到活动功能时，可先作冷敷止血处理后，再做热敷或在局部轻轻揉按，以促使局部瘀血消散吸收。

预防：仔细检查针具，熟悉人体解剖部位，避开血管针刺，出针时立即用消毒干棉球揉按压迫针孔。

③气胸。

因针刺胸部、背部和锁骨附近的穴位过深，刺穿了胸腔和肺组织，气体积聚于胸腔而导致气胸。患者突感胸闷、胸痛、气短、心悸，严重者会出现呼吸困难、发绀、流冷汗、烦躁、恐惧，甚至血压下降，出现休克等危急现象。检查时，肋间隙变宽、外胀，叩诊呈鼓音，听诊肺呼吸音减弱或消失，气管可向健侧移位。

X线胸透可见肺组织被压缩现象。有的针刺创伤性轻度气胸者，起针后并不出现症状，而是过了一定时间才慢慢感到胸闷、胸痛、呼吸困难等症状。

处理：一旦发生气胸，应立即起针，并让患者采取半卧位休息，要求患者心情平静，切勿因恐惧而反转体位。一般漏气量少者，可自然吸收。

医生要密切观察患者，随时对症处理，如给予镇咳、消炎类药物，以防止肺组织因咳嗽扩大创口，加重漏气和感染。对严重病例需及时组织抢救，如胸腔排气、少量慢速输氧等。

预防：医生针刺时要集中思想，选好适当体位，根据患者体形肥瘦，掌握进针深度，施行提插手法的幅度不宜过大。胸背部腧穴应斜刺、横刺，不宜长时间留针。

④刺伤脑脊髓。

脑脊髓是中枢神经统帅周身各种机体组织的总枢纽、总通道，而它的表层分布有督脉和华佗夹脊等一些重要腧穴，如风府、哑门、大椎、风池以及背部正中线第一腰椎以上棘突间腧穴。

若针刺过深，或针刺方向、角度不当，均可伤及，造成严重后果。如误伤延脑，可出现头痛、恶心、呕吐、呼吸困难、休克和神志昏迷等。如刺伤脊髓，可出现触电样感觉向肢端放射，甚至引起暂时性肢体瘫痪，有时可危及生命。

处理：当患者出现上述症状时，应马上出针。轻者需安静休息，经过一段时间后，可自行恢复。重者则应结合有关科室如神经外科等，进行及时抢救。

凡针刺督脉腧穴–12胸椎以上及华佗夹脊穴，都要认真掌握针刺深度、方向和角度。如针刺风府、哑门穴，针尖方向不可上斜，不可过深；在行针时只宜捻转手法，避免提插手法，禁用捣刺手法。

（2）拔罐异常反应有何预防及处理方法

上罐后，如果患者感到局部非常紧张，疼痛灼辣难忍，数分钟即起水疱（也可能患湿气证），或于施术局部的远端感觉发凉、发麻、疼痛等，均属异常反应。引起异常反应的原因大概有以下几方面。

①患者心理反应过度。

②罐子吸力过大。

③施术时失误、灼伤皮肤，或皮肤本来就有伤口。

④所涂药物的刺激过强。

⑤罐口边缘过薄（指代用罐），或不平滑，有砂粒状样凸起或凹缝、凸痕，或患者皮肤干枯松弛（如老年人），加上医生上罐时可能旋转了手腕（旋罐），使皮肤出

现皱褶。

⑥吸罐时间过长，局部瘀血形成过多，隆起明显。

⑦拔罐的局部有浅在的较大动脉分布（如腹肌沟动脉、足背动脉搏动处），由于吸力的作用，局部软组织紧张，动脉受压而使血运受到影响，于是远端的组织出现缺血，故出现发麻、发冷、疼痛等反应，甚至还会出现组织坏死。

⑧在拔罐的过程中，患者出现头晕、心慌、恶心、呕吐、冒冷汗，甚至晕厥等晕罐症状。引起晕罐的原因为虚弱、饥饿、疲劳、精神紧张，或置罐于禁忌部位等。一般而言，单纯拔罐引起晕罐者极为罕见，只有在施行针罐法和刺罐法时偶有发生。

异常反应的预防及处理措施如下。

①要仔细检查罐子，不符合要求的弃之不用，严格遵守操作规程。

②虽然拔罐的刺激不像针刺那样强烈，但毕竟是穴位刺激。由于存在着个体差异，不同的人对刺激的反应程度强弱不一，故对于饥饿、疲劳、精神紧张、酒后的患者最好不要施术，尤其不要在反应强烈的穴位，如合谷、太冲等穴施术。环境气温不要太低，尽量不让患者有寒冷感出现。

③上罐后要多询问患者的感觉，多观察罐内的皮肤变化情况。如果患者诉说吸拔太紧，有疼痛或烧灼的感觉（涂药罐、敷药罐出现轻度灼痛感属正常现象），可一手持罐，另一手的食指或拇指指尖轻轻压一下罐口边缘的软组织，使软组织与罐口边缘间形成一个极小的缝隙。若是用气嘴罐者，可稍旋松气栓螺帽，让少许空气进入，以减小罐内负压。如果是施行密排罐者，应检查是否罐距太近，是否需调整。如果经上述处理后仍有不适，应脱罐检查。假若局部皮肤起泡，也应起罐。起罐后，涂药水，并加以包扎，以预防感染。

④在施行针罐法时，如针口过于胀痛，或酸胀痛感向他处传感，难以忍受，应起罐调整针的深度或刺向，待反应减轻后再进行拔罐。

⑤在施术过程中，如果出现晕罐现象，切勿惊慌失措，应把患者的衣服纽扣解开，给患者喝热开水（可加些糖），注意保暖。经上述处理后，仍未能缓解症状时，应立即起罐，让患者去枕平卧。如果反应仍加重者（如昏厥、低血压），应把枕头垫于脚下，使其成头低脚高位，同时以指甲缘切按患者人中穴或十宣穴，或用指尖揉按合谷、内关、足三里等穴。对出冷汗多或冷汗不止者，可用艾条温灸涌泉穴或百会穴。经上述办法处理后倘若昏厥、低血压仍不能纠正者，可考虑应用中枢神经兴奋剂或输液。

扫码看视频

壮医经筋推拿疗法

（一）定义

壮医经筋推拿是在十二经筋理论指导下，结合壮族民间捍筋、拍筋、拨筋、绞筋等理筋术总结出的以"经筋摸结"诊病和"松筋解结"治病的一种非药物疗法。

（二）作用机理

壮医认为"筋结致痛"，取穴时贯彻"以结为腧"的原则。本疗法的治疗作用机理为"理筋解结消灶"。

（三）操作技术规范

1. 器械及材料准备

推拿治疗床、消毒床单、消毒治疗铺巾、洗手液、手消毒液、按摩油。

2. 技术操作

（1）查灶要求

嘱患者取俯卧位，采取触诊方式，采用"查灶术"中的摸、循、点按、拑捏、弹拨、捏揉、切、肘推、拨刮等手法进行查灶，着重诊查足三阳经筋，探查疾病的根结所在。

查灶时应双手同时进行，娴熟配合，根据腰背部正常形态肌筋膜组织的厚薄度、排列层次、肌肉张力、结构形状等解剖结构特点，准确使用壮医经筋查灶术在检查区域按浅层次、中层次、深层次行检，腰背部肌筋膜起止点、重叠、交叉部位着重检查，寻找以点、线、面状为主要表现的筋膜激痛点，要求由浅到深，力度由轻到重。

按照足三阳经筋走行，从足到全部腰背部肌筋区域，全面摸结查病。

①足太阳经筋筋结点：足跟筋结、腓肠肌筋结、比目鱼肌筋结、腘肌筋结、腘绳肌筋结、腘窝筋结、股二头肌筋结、半腱肌筋结、半膜肌筋结、臀大肌筋结、臀中肌筋结、骶棘肌筋结、髂肋肌筋结、竖脊肌筋结、华佗夹脊筋区筋结、臀上皮神经筋结。

②足少阳经筋筋结点：足拇长伸肌筋结、腓骨长肌筋结、腓骨短肌筋结、腓浅神经筋结、腓总神经筋结、股四头外侧肌筋结、缝匠肌筋结、髂筋束筋结、阔筋膜张肌

筋结、梨状肌筋结、股外侧皮神经筋结、臀上神经筋结。

③足阳明经筋筋结点：足背筋结、趾长伸肌筋结、胫骨前肌筋结、股直肌筋结、股中间肌筋结、股内侧肌筋结、腹股沟股神经筋结、股动脉点筋结、腰大肌筋结。

（2）操作要求

①使用㨳法或揉法在患者腰背部患侧远端进行局部肌肉组织的放松，循序渐进地进行腰背部病变区域的放松，充分放松腰背部紧张的肌肉，手法操作时间为5～10分钟（图1、图2、图3）。

②根据患者耐受程度选择使用肘尖、前臂尺骨面、大拇指或其余四手指（图4），运用点、揉、按、抹、弹拨、切、肘尖推或者拇指推、拨刮、捏拿等分筋理筋手法松解病变部位的筋结点（图4、图5、图6）。

③在点、线、面3个层次上由浅至深、由点到面"解结"，力量由轻到重，再由重到轻，刚柔相济，宜达"松筋解结，结解则松，筋松则荣，筋荣则顺，筋顺则动，筋动则通"的治疗效果。主要经筋疗法如下。

足太阳经筋疗法：患者应取俯卧位，医生采用肘关节之尖（鹰嘴）、钝（肱骨内髁）、硬（前臂尺骨面）、软（前臂内侧面）4个部位顺着足太阳经筋线从足到

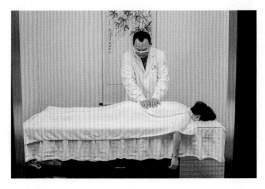

图1

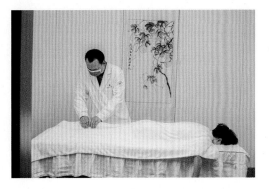

图2

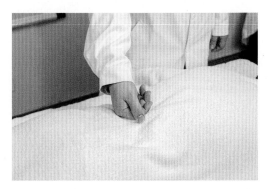

图3

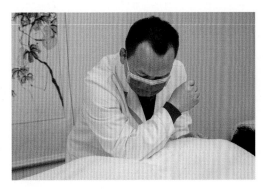

图4

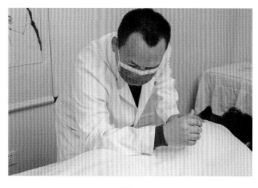

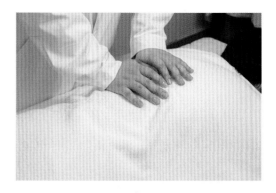

图 5   图 6

头方向进行全线按、揉、点、推、弹拨等松筋理筋，重点推按足跟筋结、踹外筋结（腓肠肌）、腘内筋结（腘绳肌）、大腿后筋结（股二头肌）、臀部筋结（臀大肌）、髀后筋结（髂肋肌）、华佗夹脊筋区筋结（骶棘肌筋结，第 3 腰椎横突点，第 4、第 5 腰椎之间或第 5 腰椎、第 1 骶椎之间的棘突旁）等筋结病灶点，使足太阳经筋全线松解为宜，手法操作时间为 10 ～ 15 分钟。

足少阳经筋疗法：患者应取侧卧位，双膝间垫一小枕，医生用肘部尖、钝、硬、软 4 个部位顺着足少阳经筋从足到头方向进行全线松筋理筋，重点松解足次趾筋结（蹞长伸肌）、腓侧筋结（腓骨长肌、腓神经）、膝外筋结（股四头外侧肌）、伏兔筋结（二半膜肌、缝匠肌）、髀上筋结（髂筋束、阔筋膜张肌）、尻筋结（梨状肌）等筋结病灶点，手法操作时间为 10 ～ 15 分钟。

足阳明经筋疗法：患者应取仰卧位，医生用肘部及拇指指腹顺着足阳明经筋从足到头方向全线松筋理筋。重点松解足背筋结（中三趾）、髀内筋结（股四头内侧肌）、气冲筋结（腹股沟股神经、股动脉点）、腹后筋结（腰大肌）等病灶点，点按股动脉时以有热气向下肢冲击为宜。手法操作时间为 10 ～ 15 分钟。

注：根据查灶术的结果，操作部位有所侧重。

④以揉法放松腰背部肌肉，在腰背部进行擦法，以局部透热为度，手法操作时间 3 ～ 5 分钟。

3. 治疗时间及疗程

每次治疗宜 30 分钟，隔日 1 次，连续治疗 6 次为 1 个疗程，共 1 ～ 2 个疗程。

4. 关键技术环节（注意事项）

推拿前医生应修整指甲，用热水洗手，患者与医生均处于舒适而又便于操作的位置，操作过程中医生应随时观察患者表情及反应，根据反应及时做出调整。

5. 适应证及禁忌证

（1）适应证

各种筋伤类疾病及脊柱相关疾病，如急慢性颈背腰部筋膜炎、颈椎病、肩周炎、腰椎间盘突出症、腰肌劳损、骶髂关节损伤、膝关节炎，以及筋源性头痛、胸痛、胃痛、腹痛等内科性疾病。

（2）禁忌证以下患者禁忌用本疗法：

①有严重心、肝、肾、脑血管及造血系统等原发性疾病患者；

②有急性软组织损伤、脊柱相关疾病、风湿类疾病等患者；

③骨结核、骨肿瘤、重度骨质疏松症患者以及精神障碍患者；

④妊娠期妇女、哺乳期妇女或症状严重的更年期综合征者；

⑤腰背部有较大面积皮肤破损者、皮肤感染及过敏体质者；

⑥怀疑或确认有酒精、药物等滥用史者；

⑦严重体虚者。

6. 技术操作时可能出现的意外情况及处理方案

进行手法操作前与患者充分沟通，相应复位部位必须予以影像学检查，提高疾病的诊断与鉴别诊断能力，熟练掌握手法操作程序，选择合适的手法、合适的体位，及时评估手法反应，提高洞察潜在风险的能力，果断阻止风险苗头，是预防意外情况发生的关键。

①疼痛加重，对于部分颈肩腰腿痛患者，若治疗时手法过重或第一次手法治疗患者不适应，有时会出现疼痛加重的情况，一般 1～3 天后多能自行消除，亦可配合活血化瘀药物处理。在操作时手法应尽量轻柔和缓，以患者能耐受为度。

②皮肤破损，予皮肤破损处进行常规伤口清洗消毒并保持损伤部位的清洁，以防继发感染。

③皮下出血及瘀斑，如出现皮下出血，首先是止血，局部可用药物止血，或用轻柔的手法以疏通气血，消散瘀血，促进瘀血的吸收。如出现瘀斑，可以活血药外用或热敷促进瘀血吸收。

④晕厥，予平卧休息，口服温糖水；必要时用 50% 葡萄糖注射液静脉推注、吸氧及心电监护并请内科会诊治疗。

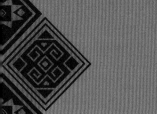

扫码看视频

壮医药物竹罐疗法

（一）定义

壮医药物竹罐疗法是以竹罐为工具，利用热力排出罐内空气形成负压，使罐吸附在皮肤穴位上，通过负压及壮药的双重作用达到通络活血、祛风散寒、消肿止痛、吸毒排脓为目的的一种技术操作。

（二）作用机理

壮医药物竹罐疗法以竹罐为工具，使用壮药浸泡竹罐；利用热力排出罐内空气形成负压，使罐吸附在皮肤穴位上，通过负压及壮药的双重作用达到通络活血、祛风散寒、消肿止痛、吸毒排脓的作用。

（三）操作技术规范

1. 操作前准备

（1）治疗环境的准备

治疗室保持整洁，空气清新，光线充足，24 ～ 26 ℃温度，注意防止患者因脱衣着凉而感冒。

（2）用物准备

①根据部位不同选用大小合适的竹罐，肌肉较丰满，面积宽广者，可选择较大的竹罐，反之则选择较小的竹罐。

②治疗盘（垫治疗巾，内盛直止血钳 1 把）、壮药、弯盘 1 个（内放无菌纱布 2 块），中单或大浴巾 1 条、煮药锅 1 口、电磁炉 1 个。

（3）患者准备

①核对医嘱。了解患者相关情况，如既往史、当前症状、发病部位及相关因素。

②做好患者解释工作，取得患者配合。

③取合理体位，协助患者松开衣着，暴露施术部位，方便操作，不宜选择骨骼凹凸不平和毛发较多处施术，注意保暖。

2. 技术操作

①备齐用物携至患者床前。

②将壮药投入锅内，按医嘱的浓度加水配制好药液，将竹罐放入锅内药水中煮沸。

③按医嘱选择拔罐部位，如必须在有毛发的地方或毛发附近拔罐时，为防止竹罐无法吸附，应行剃毛。

④用清洁纱布清洁拔罐部位皮肤。

⑤将罐子倾倒后用止血钳夹出，用折叠的毛巾紧扣罐口（图1），趁热按在皮肤上，待竹罐吸稳皮肤后方可离开（图2）。为防止竹罐脱落，盖上中单，观察效果。

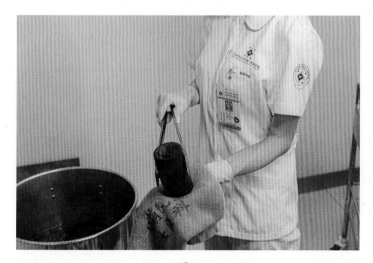

图 1

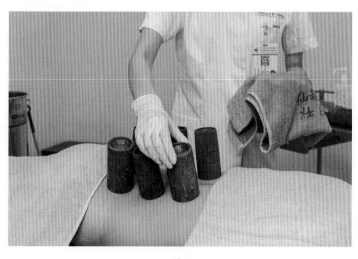

图 2

⑥起罐时切勿强拉，应一手扶住罐体，另一手以拇指或食指按压罐口皮肤，待空气进入罐内即可起去，用清洁纱布清洁拔罐部位皮肤。

⑦治疗结束后，协助患者整理衣着，整理床单位，安排患者处于舒适的体位。

⑧用过的竹罐放回锅内煮沸后备用。

3. 治疗时间及疗程

每次治疗时间大约30分钟，3～5天治疗1次，每10次为1个疗程。

4. 关键技术环节（注意事项）

①拔罐动作要稳、准、快，在拔罐过程中，询问有无不适反应，了解患者的心理、生理反应。

②在拔罐的过程中，患者如感局部疼痛或过紧，应提早起罐，防止负压过大吸伤患者。

5. 适应证及禁忌证

（1）适应证

风湿痹痛，各种原因引起的腰腿痛、肩背酸痛、肢体麻木、半身不遂、跌打损伤、头痛、产后风、骨折愈后淤积等。

（2）禁忌证

①高热抽搐及凝血机制障碍者。

②局部皮肤有破溃、疤痕、高度水肿及大血管处。

③孕妇腹部、腰骶部和患者疲乏时。

④饥饿或精神高度紧张的患者。

6. 技术操作时可能出现的意外情况及处理方案

①操作过程中，若患者感觉皮肤过热，应立即取出竹罐，以免烫伤。

②若患者取罐后出现水疱，应立即进行消毒。如若水疱过大，应用针刺将水疱挤破后消毒，并擦湿润烧伤膏。

7. 壮医药物竹罐疗法操作流程

壮医药物竹罐疗法操作流程见图3。

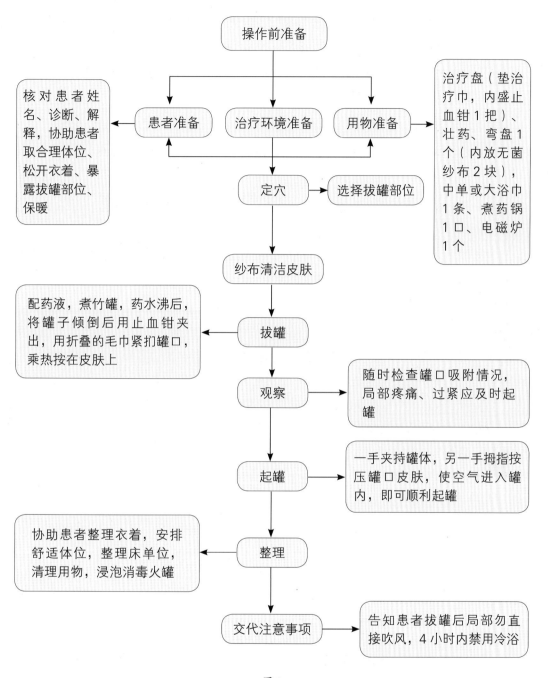

核对患者姓名、诊断、解释，协助患者取合理体位、松开衣着、暴露拔罐部位、保暖

操作前准备

治疗盘（垫治疗巾，内盛止血钳1把）、壮药、弯盘1个（内放无菌纱布2块）、中单或大浴巾1条、煮药锅1口、电磁炉1个

患者准备　治疗环境准备　用物准备

定穴　选择拔罐部位

纱布清洁皮肤

配药液，煮竹罐，药水沸后，将罐子倾倒后用止血钳夹出，用折叠的毛巾紧扪罐口，乘热按在皮肤上

拔罐

观察　随时检查罐口吸附情况，局部疼痛、过紧应及时起罐

起罐　一手夹持罐体，另一手拇指按压罐口皮肤，使空气进入罐内，即可顺利起罐

协助患者整理衣着，安排舒适体位，整理床单位，清理用物，浸泡消毒火罐

整理

交代注意事项　告知患者拔罐后局部勿直接吹风，4小时内禁用冷浴

图3

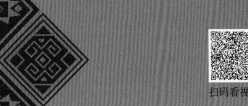

壮医针挑疗法

（一）定义

壮医针挑疗法，是根据患者病症选择体表上有关部位或穴位，用一种特制针或三棱针，运用不同手法，挑破浅层皮肤异点或挑出皮下纤维，进行治病的一种简便疗法。

（二）作用机理

壮医认为，龙路、火路"两路"和谷道、气道、水道"三道"一起，共同完成协调脏腑气血骨肉的功能。脏腑病变，皆因三道不行、两路不通。壮医针挑疗法选择龙路、火路网络在人体体表的网结（即相应的穴位、挑点），在这些网结上针挑放血，以激发人体正气，将阻滞于人体两路内的邪毒，从这些特定气聚部位（穴位、挑点）拔出或驱出，恢复龙路、火路的气机畅通，使人体三气恢复同步而达到治病的目的。

（三）操作技术规范

1.器械及材料准备

（1）器材药品准备

①三棱针1枚。

②适量的碘伏消毒液、75%酒精、2%～4%利多卡因、脱脂棉球、胶布和纱布等。

③无菌手术刀片1片，用于配合割治疗法时割断皮下纤维。

④2～5ml注射器1支，用于局麻时注射利多卡因。

⑤火罐（瓷火罐或玻璃火罐、竹筒火罐），用于配合拔罐疗法。

（2）术前准备

①详细检查患者，明确临床诊断，以便确定是否为针挑的适应证，有无禁忌证等。最后根据病情确定穴位。

②检查应用的器材和药品是否齐全，特别要详细检查挑针，如发现有生锈损坏或针尖卷曲，则不能使用，以防断针。

③操作前应进行严格消毒。施术前的手指（指甲长的应先行剪去）先用酒精（或碘伏消毒液）棉球涂擦消毒，并用小毛刷蘸药皂洗干净。然后用酒精（或碘伏消毒液）

棉球挟住针体擦拭数次，最后用酒精（或碘伏消毒液）棉球涂擦消毒准备针挑的部位（穴位），以防止感染。

④要对患者做好解释工作，以解除其恐惧心理，增强治疗信心，使患者更好地与医生合作，以提高治疗效果。

2. 技术操作

①持针。一般用右手拇、食、中三指头捏距针尖上面 3～4 cm 处，无名指在针尾上部支持和调节运针。

②下针。下针时针体应按不同的针挑手法，以 15°～35° 的角度下针为适宜。

③挑出皮下纤维。针尖挑着皮下纤维后，可适当地用沉劲以无名指压低针尾上部，提高针尖向上挑起，然后慢慢摇摆针体，将皮下纤维挑出；挑完第一挑点，再挑第二挑点，直至挑完纤维为止。

④拔罐。挑刺结束后在挑点选择合适的罐行拔罐治疗。

3. 治疗时间及疗程

每次 8～10 个挑点，每 3～5 天一次，5～7 次为 1 个疗程。

4. 关键技术环节（注意事项）

①挑刺时一般选择跃挑、疾挑、浅挑、轻挑等手法。施术时宜轻、巧、准、疾（迅速）。针挑过程中要尽量保持针体与皮肤表面形成的角度较小。针挑时如遇到出血，可用干棉签或棉球把血抹净，再继续进行针挑。如挑出的纤维较多而不易挑断时，可用无菌手术刀片割断，随挑随割。挑至没有纤维、有血流出为止。

②操作过程中，必须注意患者的感觉反应，不时询问患者有无头晕、恶心，并观察其颜面有无变色等。特别要注意身体衰弱的患者，以防发生晕针。

③保持施术部位皮肤清洁干燥，24 小时内不宜淋浴。

④清淡饮食。

5. 适应证及禁忌证

（1）适应证

针挑疗法的治疗范围较广，一般疾病都可治疗，特别对风湿性四肢关节疼痛或僵直、腰痛、跌打损伤瘀痛，或僵直、肌肉麻木、痛症、羊毛痧等疾病，其疗效尤为显著。临床上主要适应如下疾病。

①内科方面，如感冒、痧病、偏头痛、胸胁痛、胃脘痛、妇女经痛、痢疾、泄泻、小儿积，牙龈肿痛、肌肉麻木无知觉、中风昏迷、鼻塞不通、痫症等。

②外科方面，如跌打损伤，关节僵直，麦粒肿，沙眼，痈、痘、疔、疮，颈淋巴结核，鸡眼，乳痈，酒糟鼻等。

③肌肉骨骼方面，如肩关节疼痛、腰痛、颈痛、上肢痹痛等。

（2）禁忌证

①血友病或者有全身出血倾向的患者。

②体质虚弱或神经过敏的患者。

③不耐受针挑、晕针的患者。

④孕妇。

⑤肿瘤或极度消瘦的患者。

⑥心脏疾病患者。

6.技术操作时可能出现的意外情况及处理方案

（1）晕针

立即停止操作，使患者平卧，注意保暖。轻者仰卧片刻，饮温开水或糖水后，即可恢复正常；重者在上述处理的基础上，可刺人中、素髎、内关、足三里，灸百会、关元、气海等穴，即可恢复。若仍不省人事，呼吸细微，脉细弱者，可考虑配合其他治疗或采用急救措施。

（2）水疱

若水疱不大，嘱咐患者注意不要擦破，数日后即可吸收而愈；水疱较大者，用消毒针具沿皮穿刺，放出水液，外用消毒敷料保护。

壮医药线点灸疗法

扫码看视频

（一）定义

壮医药线点灸疗法是在壮医理论指导下，用多种壮药制备液浸泡过的苎麻线，点燃后使之形成圆珠状炭火，然后迅速而敏捷地灼灸在人体体表一定穴位或部位，用以预防和治疗疾病的一种独特的医疗保健方法。

（二）作用机理

壮医药线点灸是通过药效、温热及对人体网结（穴位）的刺激，通过龙路、火路的传导，调节人体正气，祛毒外出，使天、地、人三气得以同步，使气血平衡，使三道两路得以通畅，从而达到人体各功能正常，疾病好转或痊愈。壮医药线点灸具有消炎退热、祛风止痒、通络止痛、散结消肿、开胃消食、健脾止泻、温经通痹、活血止血、宁心安神、强壮补益之功。

（三）操作技术规范

1. 器械及材料准备

治疗盘（垫治疗巾）、酒精灯、药线（避光玻璃瓶内盛装，规格0.25 mm、0.7 mm、1 mm）、持物钳、火机或火柴、治疗碗。

2. 技术操作

①备齐用物，携至患者床旁。

②搓线：把经浸泡后松散的药线搓紧。

③备火：点燃酒精灯。

④持线：右手食指和拇指持药线的一端，露出线头1～2 cm（图1）。

⑤点火：将露出的线端在酒精灯上点燃，如有火苗，必须扑灭，只需线头有圆珠状炭火星即可（图2）。

⑥施灸：将有炭火星线端对准穴位，顺应手腕和拇指的屈曲动作，拇指指腹稳重而敏捷地将有圆珠状炭火星线头直接点按于穴位上，一按火灭即起为一壮，一般一穴点灸1～3壮，每天1～3次（图3、图4）。

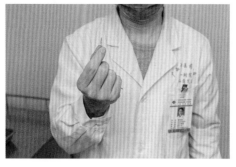

图 1

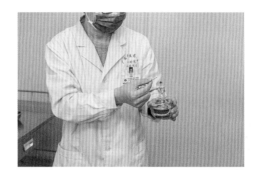

图 2

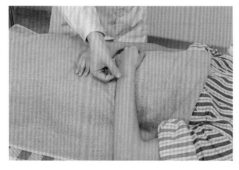

图 3

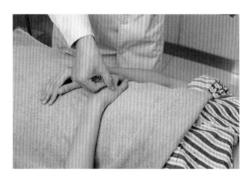

图 4

⑦收线：用过的药线，剪除烧过的线头后放回储线瓶，如过于干燥再浸泡于药液中备用。

⑧整理：协助患者衣着，整理床单位，安排患者处于舒适的体位。

⑨向患者交代注意事项：壮医药线点灸后一般都有痒感，特别是同一穴位经连续数天点灸之后，局部会出现一个非常浅表的灼伤痕迹，停止点灸一周左右即可自行消失。嘱患者不要用手抓破所灸穴位，以免引起感染；万一不小心抓破也不要紧，注意保持清洁，或用75%的酒精消毒一下即可，完全不必惊慌。

3. 治疗时间及疗程

三治：早期治疗，及时治疗，彻底治疗。

疗程：急性病疗程宜短，慢性病疗程需长。急性病如睑腺炎、感冒、泄泻、伤食等，每天点灸1次，一般1～3天内即愈，无须再分疗程；而肿块性疾病，如乳腺增生、脂肪瘤等，因其病程较长，短期内无法消散，需要分疗程给予治疗。

间隔时间：两个疗程之间需要间隔多少时间，视具体病种而定。比较顽固的慢性病，间隔时间宜短一些，一般以2～3天为宜。如果在间隔期间病情继续好转，称之为有后效，间隔时间可适当延长。

巩固疗效：有些疾病治愈以后还有可能出现反复，应当注意巩固疗效。顽固性的痛经患者，可以多治 3～5 个周期，每月月经来潮前点灸 4～5 天，连续治疗 3～6 个月，使其疗效更为巩固。

4. 关键技术环节（注意事项）

①点灸手法：轻手法、中手法和重手法三种。临床应用原则是"以轻应轻，以重对重"，即轻病用轻手法，重病用重手法，常规用中手法。快速扣压，令珠火接触穴位即灭便为轻手法；缓慢扣压，令珠火较长时间接触穴位即为重手法；一点一压为中手法。根据施灸部位选择手法，如面部选择轻手法。根据年龄选择手法，如儿童、老年人一般选用轻、中手法。

②点灸部位，宜先上后下，先灸头顶、胸背，后灸腹部、四肢。

③点灸时动作要稳、准、快，严格掌握火候，要随时注意勿使燃烧的炭火掉下，以免烧伤患者皮肤。

④药线保管与使用：药线当天使用多少就取多少，未用部分应密封保存，不宜频繁开盖，以免药效散失，不宜放在高温或靠近火炉处，也不宜阳光暴晒或强光照射，药线应粗细均匀，搓紧、干燥易点燃。不宜使用含有有毒物质的火源，如蚊香火等。

⑤刺激量：与选择施灸手法、药线粗细、施灸次数相关。重手法、药线粗、同一穴位同一时间内点灸次数越多，刺激量越大，反之刺激量小。

⑥火候选择：药线点燃后常出现以下四种火候，明火、条火、珠火、径火。只有珠火适合施灸，如出现圆珠状火星时方可施灸。

5. 适应证及禁忌证

（1）适应证

适用于内科、外科、妇产科、小儿科、皮肤科、男科、眼科、口腔科、耳鼻喉科等临床常见病，多发病以及不孕不育症等一些疑难杂症。

（2）禁忌证

①孕妇禁灸，特别是不能点灸下半身穴位。

②男女生殖器、眼球、黑痣禁灸。

③局部皮肤有破溃、疤痕，高度水肿患者慎用。

④过度饥饿、精神高度紧张患者慎用。

⑤点灸眼区及面部靠近眼睛的穴位时，嘱患者闭目，以免不慎火花飘入眼内引起烧伤。

6. 技术操作时可能出现的意外情况及处理方案

操作时一旦发生烧伤出现水疱，应用消毒注射器将疱内水液抽出，局部盖上消毒纱布；如烧破皮肤，应外敷湿润烫伤膏，覆盖消毒纱布，以防感染。

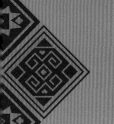

扫码看视频

瑶医药浴疗法

（一）定义

瑶医药浴疗法是瑶族的一种特色传统外治法，起源于瑶族人民的一种沐浴文化和保健方式。它是采用祛风毒、除湿毒、散寒邪、消肿痛的瑶药，经加热煎煮，药液借助热力，通过人体毛细血管和经络传遍全身，调节人体免疫功能的一种方法。

（二）作用机理

瑶族药浴疗法的原理是借水的温度、水的机械刺激和药物的作用，对机体发挥治疗效能的。当利用热药液在皮肤或患处熏洗时，由于温热刺激，引起皮肤各处的血管扩张，能促进局部和周身的血液和淋巴循环，使新陈代谢旺盛，改善局部组织营养和全身机能，并能疏通经络，促进经络的调节活动功能。药液又能刺激皮肤的神经末梢感受器，通过神经系统，形成新的反射，从而破坏了原有的病理反射联系，达到治疗疾病的目的。

（三）操作技术规范

1. 器械及材料准备

①物品准备：浴桶或浴盆、一次性塑料薄膜袋、水温计、时钟、浴巾、小毛巾、凳子等。

②药物：根据患者病情选择相应瑶药材。

2. 技术操作

①根据患者症状备好名贵瑶药材：如上山虎、红九牛、大血藤、大钻、麻骨钻、青春藤等十余种药材。

②准备好专用于庞桶浴的优质木桶（图1），深 60～80 cm，直径 75～80 cm。

③垫好一次性泡浴袋，将名贵瑶药材煎煮出的药液放置浴桶内，以药液恰能淹没泡浴者胸部（取坐姿）为宜。

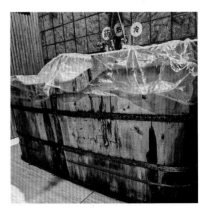

图 1

④患者入浴前喝 250～300 ml 的温水。药浴温度为 40 ℃～45 ℃，刚开始泡浴进桶温度宜为 40 ℃，可在浸浴中调节至 45 ℃或根据实际情况调节温度。

⑤泡浴者缓慢浸入药液中（以药液淹没胸部为宜）并静坐休息（图 2）。

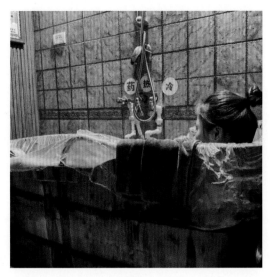

图 2

⑥泡浴中可按摩膻中穴、腋下淋巴处、手腕处、手指尖、腋窝处及顺小腿往脚底推按，最后揉脚趾尖，可将手脚露出水面。

⑦浴中坚持三进三出原则：第一次泡 10 分钟，出桶休息 5 分钟。嘱泡浴者少量多次喝水补充水分；药浴过程中如觉疲劳或不适可到旁边座椅或按摩床稍做休息。

⑧浴后用浴巾擦干全身，及时更衣保暖。

3. 治疗时间及疗程

每次 15～30 分钟，每日 1 次，10～14 天为 1 个疗程。

4. 关键技术环节（注意事项）

①浸泡前 10 分钟、浸泡中 10 分钟、后 10 分钟应适当补充水分，空腹及餐后 60 分钟内不宜泡浴。

②瑶（药）浴室应通风良好，但注意不可让泡浴者受寒。

③出浴后皮肤表面发红或轻微刺痛感或小丘疹，并持续 30 分钟至 2 小时的发汗均属正常的药效作用，应避免吹风。

④轻度高、低血压病史或心功能不全者应在家属的陪伴下使用，每次浸泡时间不宜过长（小于 6 分钟）。嘱患者过程中感觉心跳过快或呼吸过于急促时，应起身于良好通风处稍作休息，待恢复后再次浸泡。

⑤个人体质不同瑶浴后的表现可不同，如：体弱者浸泡过程中可能出现头晕、心率加快、恶心、全身无力等属正常现象，体质越差越明显，可随泡浴疗程增强体质改善而逐渐消失；体虚、风寒重者由于体内毒素过多，泡浴中可出现风疹、湿疹并伴有瘙痒等症状属正常现象，一般2小时后可自行消失。

⑥产妇可于产后恶露干净、阴道停止流血后开始泡浴；孕妇避免使用；月经期间应避免使用。

⑦泡浴过程中如感觉闷热可将手指与脚趾露出水面或起身出浴休息片刻。

5. 禁忌证

①有严重心、肝、肺、肾功能不全者不宜使用。

②对本药物成分过敏及过敏体质者不宜使用。

③皮肤溃疡或褥疮者不宜使用。

④严重哮喘病、严重心脏病、恶性肿瘤、精神病、癫痫、不能自我约束者不宜使用。

6. 技术操作时可能出现的意外情况及处理方案

①烫伤：若仅出现皮肤潮红灼热，局部用烫伤膏等涂敷即可；若水疱不大，只需告诉患者注意不要擦破，外涂万花油、烫伤膏等，几日后即可吸收而愈；水疱较大者，可以用消毒针具沿皮穿刺，放出水液，外用消毒敷料保护。

②皮肤过敏：泡浴后如患者出现皮肤瘙痒或瘙痒加重，应停止治疗，轻者数日可自行消退，局部如瘙痒严重可外涂炉甘石洗剂，症状不减可配合服用西替利嗪片抗过敏治疗。

③其他：如患者出现头晕、心悸等不适症状，立即停止坐浴，予平卧休息，饮用温淡盐水或姜糖水。

常用特色疗法

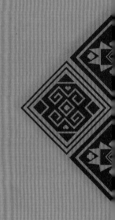

整体调脊推拿疗法

扫码看视频

（一）定义

整体调脊推拿疗法是何育风教授在 30 余年的临床经验基础上，总结出"在中医、现代脊柱整体观指导下，以筋骨并重、整脊调曲和辨证施法（手法）"的学术思想，集成创新推出的一种正骨推拿治疗方法。

（二）作用机理

整体调脊推拿疗法认为人体与脊柱（含骨盆）是一个有机的整体，治疗时软组织和骨结构具有同等重要的作用，譬如颈椎问题会导致相关胸椎、腰椎及骨盆出现问题，即所谓的"上梁不正下梁歪"，骨盆不正亦可导致脊柱问题。整体调脊推拿疗法应用脏腑、经络等中医理论，在中医、现代脊柱整体观指导下，以筋骨并重、整脊调曲和辨证施法（手法），同时结合现代医学的解剖、生物力线、影像和肌筋膜触发点等理论，突出整体观理念，精准诊断，以达到理筋整复、调和阴阳、精确治疗的作用。其在治疗手段上重视松解和正骨手法相结合，松解手法以分层次松解为主，针对相应的软组织，讲究分层次放松，即针对浅筋膜层、中肌肉层和深筋膜层三层，手法多以理筋的推法、摔法、擦法和揉法为主。在进行了全面的针对性松解后，再对脊柱、骨盆进行整体的正骨调整复位。正骨手法灵活运用中医传统正骨、现代整脊等手法，传承了中医推拿特色，汇同现代医学技术，强调整体调治正骨复位，上病下治，下病上治，上下同治，后病前治，正骨和松解手法结合，相得益彰，拓展了推拿的诊疗思路，引领了推拿的发展方向，在脊柱相关疾病如颈椎病、腰椎间盘突出症、脊柱侧弯、产后骨盆不正和颈源性头晕、头痛等疾病的治疗方面取得新突破，并能达到巩固疗效、缩短疗程之目的。

（三）操作技术规范

1. 器械及材料准备

治疗床、一次性铺巾、手消毒液等。

2. 技术操作

①患者取俯卧位，医生用摔法、推法和擦法作用于脊柱两侧膀胱经，上下往返操作，在相对应节段、部位做重点治疗，注重分层次（浅筋膜、中肌肉和深筋膜）松解，

手法宜深沉缓和，时间约 5 分钟，以舒筋活血，解痉通络，恢复肌平衡。

②医生用按揉法沿脊柱两侧的华佗夹脊穴按揉，在相对应节段、部位做重点治疗，以患者能耐受为度，时间约 5 分钟，以舒筋解痉，活血通络。

③医生用按揉法在心俞、肺俞、肝俞、肾俞、大肠俞等穴施按揉法操作，以患者自觉有酸胀为度，时间约 5 分钟，以舒筋活血，理筋通络，调和阴阳。

④施关节整复法操作。整体调脊柱正骨复位分颈椎、胸椎、腰椎、骨盆等不同部位而取不同手法。颈椎：勾扳法、颈椎小角度失位扳法（图 1、图 2）、侧旋提推扳法（图 3、图 4）、龙氏扳法（图 5、图 6）或现代医学整脊扳法。胸椎：坐位旋转扳法（T5-T12）、膝顶法（图 7）或坐位颈椎旋转扳法（T1-T4）、坐位背法、俯卧位压法、仰卧垫压复位法等。腰椎：坐位旋转扳法、侧卧斜扳法（图 8、图 9）。骨盆：国内骶髂关节错位扳法（前错位：屈髋屈膝扳法，后错位：俯卧位后伸扳法或侧卧位斜扳法）、骨盆现代医学扳法（骨盆前后倾扳法或骨盆内收外展扳法）。

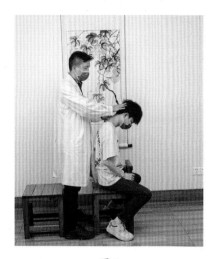

图 1

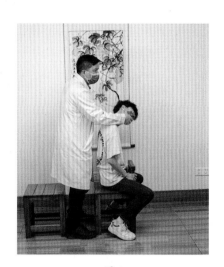

图 2

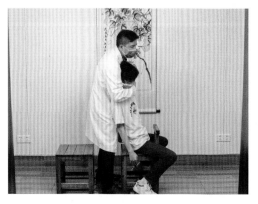

图 3

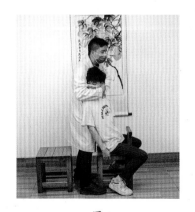

图 4

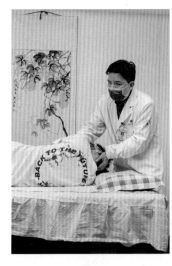
图 5

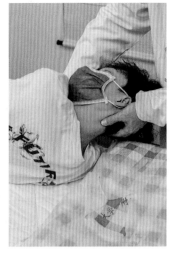
图 6

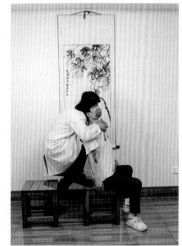
图 7

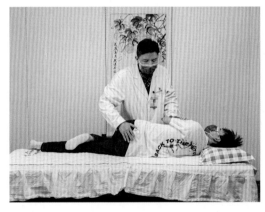
图 8

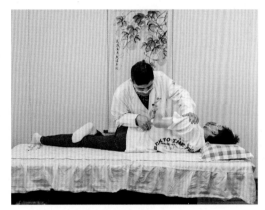
图 9

⑤患者取俯卧位，医生在小关节紊乱节段涂上润滑介质，沿华佗夹脊、膀胱经施以直擦法，以透热为度，以温经通络，舒筋解痉。

每次治疗时间为 30 分钟。

3. 治疗时间及疗程

治疗时间一般为 30 分钟，隔天 1 次，6 次为 1 个疗程，具体疗程视不同疾病而定。

4. 关键技术环节（注意事项）

①应当结合患者症状、体征、影像结果，准确诊断。当影像结果与临床触诊结果出现不相符时，应以触诊结果及患者的症状为准，影像结果为辅。

②应用整体调脊推拿疗法的技术和思路，对脊柱相应的软组织进行全面的松解，并对脊柱错位进行调整复位。

③松解时讲究分层次放松，即针对浅筋膜层、中肌肉层和深筋膜层三层，手法多以理筋的推法、擦法为主。

④整体调脊柱正骨复位分颈椎、胸椎、腰椎、骨盆等不同部位而取不同手法。

⑤正骨手法复位时不追求关节弹响声，复位手法以每周2～3次为宜。

⑥较重的急性损伤早期，疼痛严重者一般不宜在局部施以手指点穴疗法治疗，应在损伤24小时后方可在局部使用手指点穴疗法治疗。

⑦进行手法操作时，患者受术部位往往有酸、胀、麻、热、抽动感，此为正常现象，应向患者事先说明，以免引起患者疑虑或紧张。

⑧临床上有个别患者经操作治疗后症状暂时加重，一般3～4天后即可消失，病情随之好转，应提前告知患者。

⑨操作小儿时，手法要求轻快柔和、平稳扎实。

⑩医生应保持手的温暖，勿戴戒指，常修剪指甲，以免损伤患者皮肤。

⑪治疗后对患者进行评估，并交代患者治疗后的注意事项。

5. 适应证及禁忌证

（1）适应证

各类伤科疾病，如颈椎病、腰椎间盘突出症、肩周炎、脊柱侧弯、骨盆不正等各种急慢性软组织损伤的骨伤推拿伤科适应证，以及内科、妇科疾病，如类冠心病、胃肠功能紊乱、月经不调、痛经和不孕症等。

（2）禁忌证

①皮肤破损者，如湿疹、疮疡、烧烫伤、开放性创口等。

②有出血倾向的患者。如恶性贫血、紫斑病、血小板减少等。

③有传染性疾病或感染性疾病的患者。

④有严重心脑血管疾病、恶性肿瘤等危重病患者。

⑤骨折及相关骨关节疾病患者。

⑥精神病患者。

⑦妊娠和月经期妇女。

⑧身体特别虚弱者、醉酒者、过度疲劳者、过度饥饿者或吃饱饭半小时以内者。

⑨诊断不明者。

6. 技术操作时可能出现的意外情况及处理方案

进行手法操作前与患者充分沟通，相应复位部位必须予以影像学检查，以提高疾病的诊断与鉴别诊断能力，要坚持治前、治中、治后再评估，熟练掌握手法操作程序，选择合适的手法、合适的体位，及时评估手法反应，提高洞察潜在风险的能力，果断阻止风险苗头。

（1）疼痛加重

对于颈肩腰腿痛患者，若治疗时手法过重或第一次推拿治疗患者不适应，有时会出现疼痛加重的情况，一般 1～3 天后多能自行消除，亦可配合活血化瘀药物处理，在操作时手法应尽量轻柔和缓，以患者能耐受为度。

（2）皮肤破损

予皮肤破损处进行常规伤口清洗消毒并保持损伤部位的清洁，以防继发感染。

（3）皮下出血

对于一般性的皮下出血，先制动，局部可用轻快的摩法、揉法，以疏通气血，消散瘀血，促进渗出液的吸收。若属血液病由于手法刺激后引起肌肉内或关节内出血者，应作局部或全身治疗。

（4）骨、关节和脊髓损伤

此类损伤重在预防，切记勿暴力复位治疗，疑似有骨折或者脊髓损伤者必须立即予影像学等检查以确诊，必要时请相关专科会诊处理。对小儿和年老的患者做按压、屈伸、扳、摇等手法时，要注意手法不宜过重，予关节活动操作时，手法要由轻到重，活动范围由小到大，并密切注意患者耐受情况，以免造成骨、关节损伤。

（5）晕厥

予平卧休息，口服温糖水；必要时用 50% 葡萄糖注射液静脉推注、吸氧及心电监护并请内科会诊治疗。

扫码看视频

脏腑推拿疗法

（一）定义

脏腑推拿疗法是中医古老的特色技法，是在中医理论指导下，以腹部推拿为主，治疗因脏腑功能失调导致的内科、妇科以及儿科等病症的中医外治疗法。

（二）作用机理

《丹溪心法》曰："欲知其内者，当以观乎外，诊于外者，斯以知其内，盖有诸内者必形诸外。"古代医家尤擅观察身体外部征象来诊断内在疾病，疾病的发生都将形成有形或无形之邪，停留于腹部经脉，也许是一个硬块、一个痛点、一个"水槽"、一个"气团"。脏腑推拿以其独特的操作部位和方法，能够把停留于腹部经脉的无形或有形之邪祛除，从而起到防病治病的作用。

《厘正按摩要术》云："胸腹者，五脏六腑之宫城，阴阳气血之发源。"腹部位于人体中部，能够联结上下，沟通内外，五脏六腑居于腹部，通调全身气血。胸腹部与经络腧穴有着密切的关系，其中十二经脉中的肾经、胃经、脾经、肝经贯穿胸腹，奇经八脉中的任脉、冲脉亦上下贯穿于胸腹，带脉绕身一周，横行腹部。揉腹可通和上下，分理阴阳，去旧生新，充实五脏，驱外感之诸邪，清内生之百症。

调整脏腑、行气活血。推拿对脏腑功能具有良好的双向调节作用，一是直接作用，即通过手法刺激体表直接影响脏腑功能；二是间接作用，即通过经络与脏腑间的联系来实现。推拿通过增强脾胃的升降、加强肝的疏泄、推动气血的循行来达到行气活血的目的。

（三）操作技术规范

1. 器械及材料准备

按摩油（橄榄油等）、毛巾、手消毒液。

2. 技术操作

常规操作步骤如下。

①患者准备：治疗前排空大小便，不宜过饥过饱。仰卧，充分暴露腹部，两手自然放在身体两侧，呼吸自然，全身放松。

②医生准备：做好手清洁，修剪指甲。与患者做好沟通，解释脏腑推拿治疗中和治疗后的反应。

③运八卦：医生站在患者左侧。医生双手掌涂抹适量按摩油并均匀涂抹于患者腹部。双手五指自然并拢，紧贴皮肤，左手置于左下腹，右手置于右上腹，左手"摩"，右手"按"，以肚脐为中心，由四周逐渐向肚脐方向作用于全腹。力度以"皮动肉不动"为准。以全腹微微发热为度。此法目的有二，一是让患者全身心放松，适应脏腑推拿的手法；二是使医生对患者腹部温度，肌肉紧张度等有初步的判断（图1、图2）。

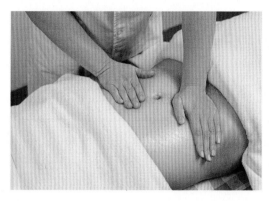 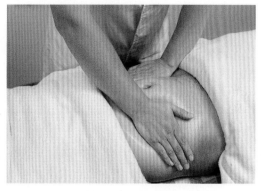

图1   图2

④开魄门：医生站在患者左侧。第一步，医生双手四指自然并拢与拇指自然分开，右手在下，左手轻压于右手上，置于左髂窝处，做双手按揉30秒。第二步，左右掌交替推左髂窝30秒。第三步，左手或右手掌跟按压左髂窝3～5个呼吸一次，按压3次。魄与粕通，饮食至此，精华已去，止存形质。脏腑推拿把通六腑、调五脏作为治疗方法，始终把"通"放在首位，要想实现"通"，开魄门是第一步（图3）。

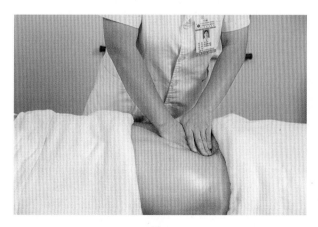

图3

⑤疏结肠：医生站在患者右侧。沿着升结肠—横结肠—降结肠方向做揉拨、掌跟按、掌推手法。第一步，沿着升结肠、横结肠、降结肠方向做四指揉拨，共三遍，前两遍找出其中的阻滞点，第三遍，重点揉拨阻滞点。第二步，一手掌跟点按阻滞点，意欲从点到面对结肠进行疏通。第三步，双手交替掌推升结肠—横结肠—降结肠3遍（图4）。

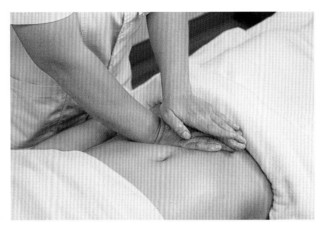

图4

⑥理盲肠：医生站在患者右侧。于右髂窝处施以四指揉拨、掌跟按手法。第一步，四指揉拨盲肠区30秒。第二步，掌跟按压盲肠，3～5个呼吸一次，按压3次（图5）。

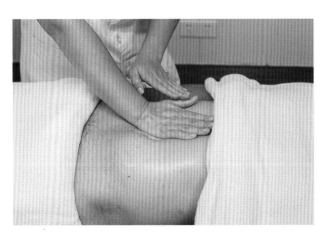

图5

⑦调脾胃：医生站在患者右侧。于脾胃区施以双掌运法、四指揉拨、三指点按法。第一步，双掌交替运脾胃区，以有温热感为度。第二步，于胃脘部、左肋弓下缘处查找硬结点或条索状样结节进行四指揉拨。第三步，于脾胃区结节处进行三指点按，3～5个呼吸一次，按压3次（图6）。

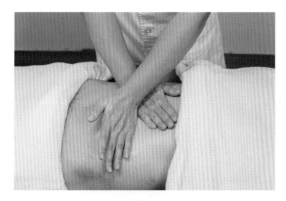

图 6

⑧疏肝胆：医生站在患者右侧。于右季肋下的肝胆区施以四指揉拨、侧掌按法。第一步，四指揉按右季肋下缘区 1 分钟。重点揉按硬结点或条索状样结节。第二步，侧掌按肝胆区 3～5 个呼吸一次，按压 3 次（图 7）。

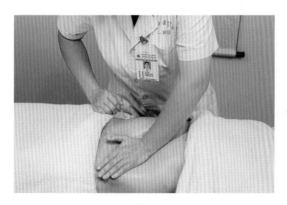

图 7

⑨点腧穴：医生站在患者右侧或左侧。拇指点按或点揉天枢、大横、阑门、建里、中脘、梁门、气海、关元、归来、气冲等穴。根据辨证选取穴，点按或点揉时力度由轻到重，以有酸胀感为佳（图 8）。

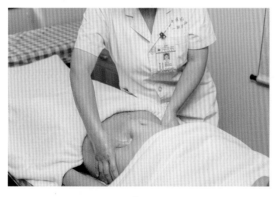

图 8

常用特色疗法

⑩拿五经：医生站在患者右侧或左侧。拇指与四肢相对，拿捏任脉，足少阴肾经，足太阴脾经，足阳明胃经，带脉在腹部循行路线。由上往下，每条经络拿3遍（图9）。

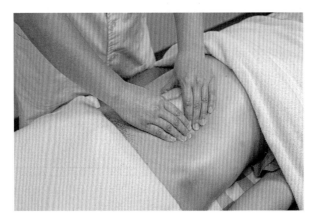

图9

⑪拉带脉：医生站在患者右侧拉左侧带脉，站左侧拉右侧带脉。双手掌自然张开，左右手交替全掌拉带脉。全掌紧贴皮肤，力度要求柔和渗透，不可用蛮力，以局部有温热感为度（图10）。

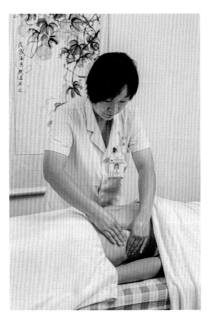

图10

⑫固肾元：医生站在患者右侧或左侧。于神阙穴部施以狮子滚绣球手法，即一手固定于神阙穴做滚法，另一手在上辅助用力，做顺时针滚动，边滚边施力。力度要求由小到大，不可用蛮力，以局部有温热感为度（图11）。

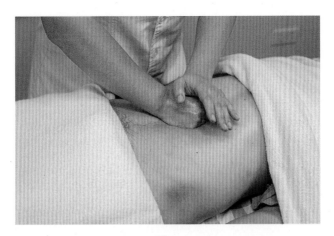

图 11

⑬点按背俞穴：根据病情点按相应背俞穴。每穴点按 3 次，每次 10 秒。以有酸胀感为佳。俞穴，即膀胱经第一侧线上背部的穴位；募穴，位于胸腹部，故又称"腹募穴"。背俞穴和募穴都是脏腑之气输注和汇聚的部位，临床上常常将病变脏腑的俞、募穴配合运用，以发挥其协同作用。

3. 时间及疗程

一天一次，每次治疗时间 30 ～ 60 分钟为宜。7 次为 1 个疗程。

4. 关键技术环节（注意事项）

医生在操作过程中，要求手法深透、有力、柔和、均匀、持久，依据病情和患者耐受度用力。手法应有节律性，轻重适宜，松弛有度，轻而不浮，重而不滞，刚柔相济，重按轻抬，手随心转，法从手出。

"凡揉腹时，必凝神净虑"，操作时除了简单地揉动，还需要配合凝神。

《医宗金鉴·正骨心法要旨》中写道："法之所施，使患者不知其苦，方称为手法也。"需熟能生巧，巧夺天工。才能在"皮"上给一个轻巧的刺激从而引起全身的反应以调整机体。

5. 适应证及禁忌证

（1）适应证

①消化系统疾病：呃逆、腹痛、腹胀、泄泻、便秘、胃与十二指肠溃疡、慢性胃炎、胃下垂、胃肠神经官能症、肠道易激综合征等。脏腑推拿治疗消化系统疾病尤为显效。

②泌尿生殖系统疾病：痛经、月经不调、不孕症、慢性盆腔痛、围绝经期综合征、带下病、慢性前列腺炎、阳痿、早泄、尿潴留、小儿遗尿等。

③精神和行为障碍疾病：焦虑症、失眠、紧张性头痛等。

④肌肉骨骼系统疾病：急慢性腰扭伤、腰椎间盘突出症、骶髂关节痛等。

⑤其他：肥胖症、糖尿病、中风后遗症、儿童孤独症等。

（2）禁忌证

①各种急性传染病，如肝炎、肺结核、肺炎等。

②急腹症，如急性腹膜炎、急性胰腺炎、胃与十二指肠穿孔、急性阑尾炎等。

③各种感染性疾病，如骨髓炎、化脓性关节炎等。

④某些急性损伤，如颅脑急性损伤、内脏挫裂伤等。

⑤开放性皮肤损伤，烧烫伤及溃疡性皮肤炎局部等。

⑥有出血倾向者，如凝血功能受损者。

⑦妇女经期、孕期。

6. 技术操作时可能出现的意外情况及处理方案

①软组织损伤：包括皮肤、皮下组织、肌肉肌腱、韧带等。医生应加强手法基本功练习，正确掌握各种手法的动作要领，提高手法熟练程度。

②晕厥：立即停止操作，让患者平卧于空气流通处休息，饮温开水或葡萄糖水，或掐按患者人中、合谷等穴，必要时转专科治疗。

小儿厌食症推拿疗法

扫码看视频

（一）定义

小儿厌食症推拿疗法是针对患儿较长时间食欲减退甚至厌恶进食、食量减少而专门研发的、改善其脾胃功能的一套推拿疗法。

（二）作用机理

中医认为，推拿手法在小儿特定穴上操作如摩腹、捏脊、补脾经、清肝经等，能够起到健脾和胃、理气消食的作用，尤其是摩腹与捏脊操作，治疗作用确切。摩腹操作通过刺激中脘、梁门、巨阙、神阙、天枢、气海、关元等腹部重要穴位，对内脏功能有直接的调整作用。捏脊操作通过刺激督脉、膀胱经和华佗夹脊穴，激发阳气，调节脏腑，健脾和胃，使脾胃的受纳与运化功能增强。

（三）操作技术规范

1. 器械及材料准备

在本操作过程中除医患双方需要坐凳及治疗床外，无须准备其他特殊器械及材料。

2. 技术操作

操作前医生用医用洗手液洗净双手，并用擦手纸擦干。医生坐在方凳上；患儿坐在医生对面的方凳上，或由其家属抱在怀中，家属坐在医生对面的方凳上。摩腹、捏脊操作时，患儿仰卧或俯卧在治疗床上，医生坐在治疗床一侧。

具体操作步骤如下。

①开天门，推坎宫（图1），揉耳、摇头，各3～5遍。

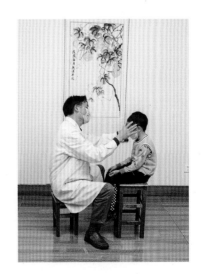

图 1

②掐揉总筋3～5遍，分阴阳3～5次（图2）。

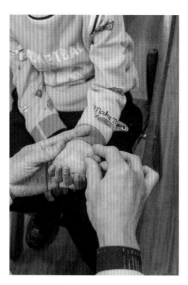

图2

③按"关三腑一"（上推三关与下退六腑操作次数之比为3比1）行上推三关操作81次、下退六腑操作27次，大便结者加用取天河水操作6～9次。

④掐揉板门3～5遍，补脾经（图2）60～90遍，清肝经8～12遍，逆运内八卦8～12遍，掐揉四横纹30～60次。

⑤顺时针摩腹60～90遍，揉脐8～12次。

⑥沿背部督脉及两侧膀胱经共三条线行捏脊手法（图3、图4），每条线操作8～12遍，督脉线另行"捏三提一"操作3遍。

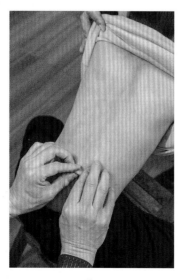

图3

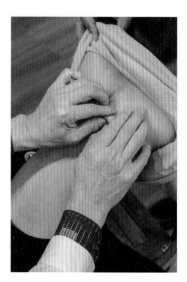

图4

⑦拿肩井 5 ～ 8 次。

3. 治疗时间及疗程

每次治疗时间依患儿年龄不同而不同：6 个月 ～ 2 岁患儿，每次治疗时间 6 ～ 8 分钟；2 ～ 5 岁患儿，每次治疗时间 8 ～ 12 分钟；5 ～ 7 岁患儿，每次治疗时间 12 ～ 15 分钟。

每天 1 次，5 次为 1 个疗程，共治疗 1 ～ 3 个疗程。

4. 关键技术环节（注意事项）

①冬天天气寒冷时，操作前医生要温暖双手。

②医生操作时必须集中注意力，要手到意到。

③操作时，手法力求轻快、柔和，轻而不浮。

④操作过程中，注意为患儿保暖，尤其是操作摩腹与捏脊时，尽量不要露出腹部及背部。

⑤如病情较重、推拿收效不显著，可配合四缝点刺法治疗。

⑥治疗期间必须嘱患儿家属改正其不合理的喂养方式，注意饮食有节，食品搭配均衡，忌食肥甘厚腻。

5. 适应证及禁忌证

（1）适应证

1 岁以上、7 岁以下的厌食症患儿。

（2）禁忌证

有皮肤破损或对推拿过敏的患儿，以及合并严重的佝偻病、贫血及心、脑、呼吸、肝、肾等系统疾病患儿。

6. 技术操作时可能出现的意外情况及处理方案

小儿推拿疗法非常安全，罕见的意外情况为推拿过敏，即推过的部位出现皮肤微红、局部微肿（皮肤微微高出正常部位），此时停止操作即可，无须特殊处理。

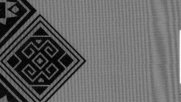

扫码看视频

足部全息推拿疗法

（一）定义

足部全息推拿疗法是通过对足部全息反射区及中医经络穴位施以适当的手法，能调理亚健康状态并对各科疾患也具有一定的辅助治疗作用的一种推拿按摩技法。

足部反射区健康法有足浴、热熏、按摩器、按摩鞋、敲脚、手法按摩等方式，其中手法按摩应用广泛。足部反射区健康法在中国的推广应用中，融入了中医理论尤其是脏腑和经络学说的精华，杭雄文等人提出了"实用反射学"和"中华反射学"的概念。中医推拿法在中国是一门历史悠久的传统疗法，在足部全息反射区的应用操作中融入中医推拿的方法原理和技巧，能更好发挥足部全息反射区健康法。足部全息推拿在应用全息反射区的基础上结合中医经络穴位的刺激，手法上遵循中医推拿的原则，使适应证更广、疗效更显著。足部全息推拿与一般的休闲足疗有本质上的差别。足部全息推拿目前主要在医院、治未病中心和一些专业的养生保健机构应用，足部全息推拿推动了足部反射区健康法的健康发展。

（二）作用机理

1. 全息相关原理

生物全息医学理论提示，机体全息元上的每一部位与整体或相应脏器和部位的生理、病理、诊断、治疗有密切的关系，刺激这些全息元对机体和相应的脏器有良性的调节作用。足部作为一个全息元，与整体各脏腑器官全息相关。

在全息治疗中，我们应当注意全息相关优化选择的规律，选择发育程度较高的全息元，以达到更好的治疗效果。在人体全息元中，凡有骨骼或软骨的器官，是发育程度较高的全息元，例如，头、头面、眼眶、鼻、耳、手、足及背部的全息区诊断和治疗最准确有效。

末梢优势的原则表明，末端器官神经末梢分布最丰富、最稠密，传入大脑的信息量最大，调整治疗效果也就最好，足部恰好符合这一原则。

在全息结构中，局部体积和面积越大，包含的信息量越大。全息元与整体的关系越密切，对内脏病变的反应能力越强，治疗效果也会越好。在各末端器官的比较中，足部当属首选。

2. 神经调节原理

神经生物学原理认为，推拿按摩形成的神经反射活动通过神经调节、体液调节和局部器官、组织、细胞的自动调节这三种调节机制实现人体自我调节功能。

3. "内源性药物因子"相关原理

外源性的化学药物，大多既有治疗作用，又有副作用。而气功、针灸、推拿等传统疗法使机体应激性产生的生物化学和生物物理改变，被称为"内源性药物因子"，这种因子是机体接受治疗信息自身调节产生的物质，不但对人体无害，更对外源性化学药物作用机理和作用范围达不到的方面，起到意想不到的作用和效果，其在强化免疫功能和抗感染方面尤为突出。内源性药物因子在抗感染方面种类很多，对人体的巨经络系统、微经络系统，全息区的物理刺激可以调动和活跃人体的整个免疫系统，几乎对各种感染都有抵抗作用。

足部全息推拿通过四大系统调动人体各种机能的活跃和充分发挥自体调整作用，从而达到标本兼治的目的。排泄系统——被重点反复按压后，体内有害的病理代谢产物得以迅速排出，是疾病获愈快的主要原因之一；免疫系统——面积大的脾脏，数量多的淋巴结及扁桃体，使免疫功能较快提高；内分泌系统——种类全、面积大，有效的刺激使这些在代谢、生长发育和生殖方面能产生重大影响的腺体分泌激素，促使难治之症得以康复；神经系统——种类全、面积大，对精神神经性疾病及功能性疾病的治疗常有意想不到的效果。

4. 循环原理

心脏有节律地搏动使血液沿着密闭的管道在全身循环往复，它是机体内外物质交换和运输的重要通道。任何一个脏腑器官机能异常或发生病变时，必然产生一些对人体有害的代谢物质进入循环通道。足部是离心脏最远的部位，血压较低，血流缓慢，加上地心引力的影响，进入循环的有害物质很容易在足部沉积，造成沉积部位皮肤组织出现异常现象，如皮肤颜色改变（紫色为瘀血，红色为炎症，青灰色为慢性消耗……）、皮肤褶皱形成或增多（脏器萎缩或功能减退）、皮肤赘生物形成（鸡眼、疣）、皮下颗粒、皮下条索结节等，这些都被称为病理反应物或阳性反应物。阳性反应物对局部神经末梢的刺激使局部皮肤产生自发性疼痛或对触压痛敏感。对足部的按压是一种直接作用于病理沉积物的机械刺激，通过推拿推动微循环，促进局部血液循环使血流通畅而促成病理沉积物的脱落和经由排泄器官排出体外。阳性反应物的缩小和消失使足部有关反射区细胞恢复正常，通过全息反馈的规律促使原患病脏腑康复。

5. 中医经络原理

从中医经络学说的角度，能说明双足与全身的密切关系。经络学说认为：双足通过经络系统与全身各脏腑之间密切相连，构成了足与全身的统一。人体十二正经中，有六条经脉即足三阴经和足三阳经分布到足部。足部为足三阴经之始，足三阳经之终。这六条经脉又与手之三阳经、三阴经相连属，循行全身。奇经八脉的阴跷脉、阳跷脉、阴维脉、阳维脉也都起于足部，冲脉有分支到足部，从而加强了足部与全身组织、器官的联系。因此，脏腑功能的变化都能反映到足部上来。

6. 经筋调理平衡原理

十二经筋，是指为十二经脉所联系的筋肉系统。全身筋肉按部位分为手足三阴三阳，即十二经筋。经筋起于四肢末端，结聚于关节和骨骼部，有的进入胸腹腔，但不联络脏腑。手三阴之筋结于胸膈（贲），手三阳之筋结于头角，足三阳之筋结于目周，足三阴之筋结于阴器。

《黄帝内经·素问·阴阳应象大论》曰："阴阳者，天地之道也，万物之纲纪，变化之父母……"，阴阳的依存、制约关系是事物发展的前提，制中有化，化中有制，亦制亦化，事物才能正常发展。就经筋而言，阴阳经筋之间具有拮抗作用。人体在正常情况下，经筋保持着相对平衡状态；病理情况下，"阳急则反折，阴急则俯不能伸""寒则反折筋急，热则筋弛纵不收"（《黄帝内经·灵枢·经筋》），如面瘫患者口角歪向健侧等。人体阴阳的平衡遭到破坏时，就会导致"阴胜则阳病，阳胜则阴病"等病理变化，而产生"阳盛则热、阴盛则寒"等临床证候。《黄帝内经·灵枢·根结》曰："用针之要，在于知调阴与阳。"针灸、推拿治病的关键在于恢复其正常的生理功能，从而达到治愈疾病的目的。《素问·调经论》曰："病在筋，调之筋。"因此，经筋病的治疗主要是"以痛为腧"即在患部或压痛处取穴。此外，由于阴阳经筋之间有拮抗作用，可以采用"从阴引阳""从阳引阴"或阴阳经筋互调。因此，足部经筋的推拿可以起到双向调节的作用，从而使机体达到"阴平阳秘，精神乃治"的理想状态。

7. 心理调节作用原理

中医认为，七情过之则伤脏腑："怒伤肝、喜伤心、思伤脾、忧伤肺、恐伤肾"。人的心理情志因素影响大脑皮层的活动，舒畅愉快的心情使患者的脏腑得到康复调理。人体神经系统有脊神经、脑神经和自主神经，脑神经和脊神经与潜在意识有关。自主神经分为交感神经和副交感神经，两者作用相反，功能是对抗的，当这两种神经处于相对应的状态时，人体容易接受暗示。在足部全息推拿过程中，足部全息推拿的环境、手法的施展、患者与医生的良好沟通一定程度上具有放松情绪、舒缓压力、增强与疾病斗争的信心等心理调节作用。

（三）操作技术规范

1. 器械及材料准备

（1）按摩床

足部全息推拿的按摩床选用沙发椅较为合适，不仅有利于医生观察患者对手法刺激的反应，也有利于医生与患者进行体验感受、治疗原理、治疗方案、养生知识、情感互动等方面的交流。沙发椅配备垫脚凳和医生坐凳。

沙发椅规格：坐位高 42 cm，坐位宽 53 cm，深 53 cm，靠背高 43 cm。

垫脚凳规格：高 46 cm，宽 42 cm，长 68 cm。

医生坐凳规格：高 35 cm，直径 30 cm。

（2）毛巾

毛巾按照按摩床的规格定制，一般选用较为舒适、吸水、耐用的纯棉毛巾，分为垫沙发的大毛巾、垫脚凳垫巾、包脚巾、洗脚巾各一张，毛巾一人一用，避免交叉感染。

（3）足浴桶

足部全息推拿前先进行浴足，有利于清洁和舒缓肌肤方便推拿。足浴桶规格：内径 32 cm，桶高 33 cm，两侧通沿安装足踏板。

（4）浸足液

浸足液一般选用活血、杀菌或针对组方配制中药壮药熬制或打粉冲泡。水温以 38 ～ 42 ℃为宜。

（5）按摩介质

按摩介质选取具有护肤或治疗作用的膏剂或油剂。

2. 技术操作

（1）足部全息推拿的操作原则

①先左后右，从上到下，从内到外，足背至小腿。

②全足推拿，对症调治的反射区重点加强。

③患者挺直、呼吸调匀、精神集中、细心体会，医生力度柔和深透，节奏适中均匀。

（2）足部全息推拿疗法常用十二种手法

①屈食指点法。

操作方法：医生一手握足，另一手食指第一、第二指关节屈曲与其他手指相握，并用拇指末节内侧缘紧压食指末节的背侧，施力部位在食指第一指关节顶点部（图1、图2）。

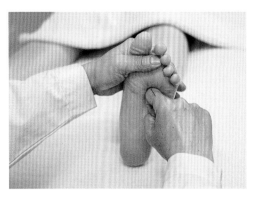

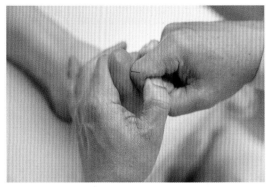

图 1   图 2

应用：适用于肾上腺、肾、输尿管、膀胱、额窦、脑垂体、眼、耳、斜方肌、甲状腺、肺、心、脾、胃、胰、十二指肠、肛门、肝、胆、盲肠阑尾、回盲瓣、腹腔神经丛、生殖腺、膝、肘、肩、上下身淋巴腺等反射区。

注意事项：医生以前臂及腕部用力来带动食指发力，在反射区上做点按手法，点的过程中力度由轻到重，稳而持续，切忌暴力施术。

②屈食指推法。

操作方法：医生一手握足，另一手食指屈曲，余四指扣紧，做单直线或弧形推动，施力部位为食指第一指关节内侧缘、第一指关节顶点或第二指节内侧缘（图3、图4）。

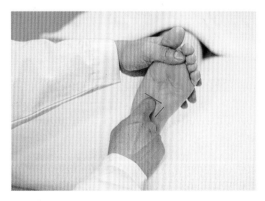

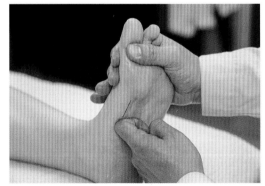

图 3   图 4

应用：适用于输尿管、胃、胰、十二指肠、升结肠、横结肠、降结肠、乙状结肠、膝、肘、肩、胸椎、腰椎、前列腺或子宫、尿道及阴道等反射区。

注意事项：医生以食指第一关节顶点着力施术反射区上，余四指扣紧，以固定助力，力度平稳适中，切忌暴力施术。

③屈食指揉法。

操作方法：医生一手握足，另一手食指屈曲，余四指握拳，施力部位为食指内侧缘部（图5、图6）。

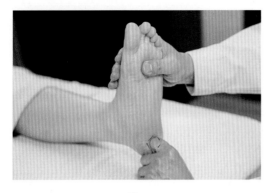

图 5

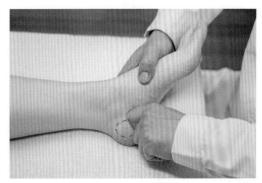

图 6

应用：适用于生殖腺、尾骨内外侧、前列腺或子宫等反射区。

注意事项：医生以食指内侧缘着力于施术反射区，以肘关节为支点，前臂做主动运动，通过腕关节使指内侧缘在施术反射区上做轻柔灵活的频率，力度适中。

④屈食指刮法。

操作方法：医生一手握足，另一手食指弯曲呈镰刀状，以手腕带动食指发力，余四指作辅助，食指第一指间关节内侧缘或第二指节内侧缘施力刮压（图7）；如另一手拇指固定，则为屈食指勾刮法（图8）。

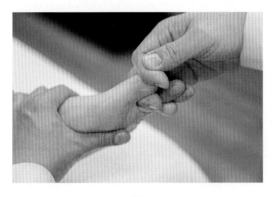

图 7

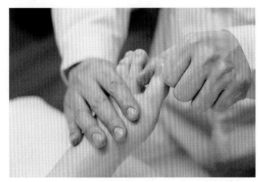

图 8

应用：适用于升结肠、颈椎、眼、耳、斜方肌、肺、内外生殖腺、内外侧臀部及坐骨神经等反射区。

注意事项：医生刮压时缓慢，力的方向垂直于皮肤面。

⑤食指勾拉法。

操作方法：医生的拇指、食指分开，拇指固定足掌辅助，以手腕带动食指发力，食指指腹施力刮拉反射区（图9）。

应用：适用于咽喉、食道及气管、胸部淋巴腺、内耳迷路等反射区。

注意事项：医生以手腕关节发力，食指指腹施力于相应的反射区作拉法。

⑥拇指按压法。

操作方法：医生拇指微屈曲，以肘、手腕来带动发力，拇指指腹或尖端施力按压，余四指辅助作用（图10）。

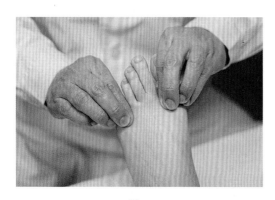 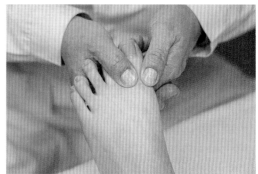

图9   图10

应用：适用于小脑及脑干、脑垂体、扁桃体、肝、胆等反射区。

注意事项：医生按压过程要有节律性，切忌暴力施术。

⑦拇指推法。

操作方法：医生拇指与四指自然分开，以手腕及手掌来带动拇指发力作单向直线推动或弧形推动，施力部位为拇指指腹部（图11、图12）。

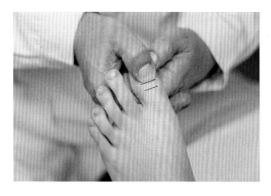 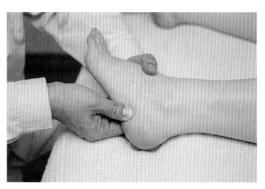

图11   图12

应用：适用于尿道阴道、输卵（精）管、下腹部、肩胛骨、腹股沟、鼻、上下颌、内外髋关节等反射区。

注意事项：医生推拿时，要有一定的力度，不浮动，切忌暴力施术。

⑧屈拇指刮法。

操作方法：医生以一手握足，另一手拇指微屈曲，并与其余四指相对，虎口分开以便操作，施力部位为拇指第一指间关节（图13、图14）。

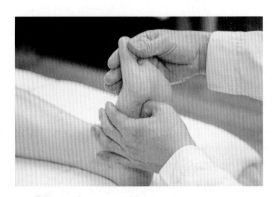

图13

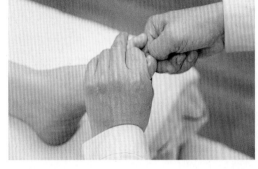

图14

应用：适用于输尿管、额窦、斜方肌、甲状腺、心、脾、胃、胰、十二指肠、肝、胆、生殖腺等反射区。

注意事项：医生以前臂及手腕部用力带动拇指发力，用力要稳，动作均匀，并循反射区做刮法，缓慢移动。

⑨双食指勾刮法。

操作方法：医生以拇指固定足部，双食指弯曲呈镰刀状，以食指桡侧缘同时施力刮压推拿，施力部位为双食指内侧缘（图15）。

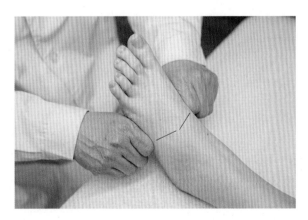

图15

应用：适用于横膈膜反射区。

注意事项：医生刮压时动作要缓慢，力的方向垂直于皮肤面。

⑩双食指钩压法。

操作方法：医生双手食指、拇指张开，食指弯曲呈镰刀状，其余三指呈拳状，食指桡侧缘发力，拇指固定为辅助点，施力部位为食指桡侧缘（图16）。

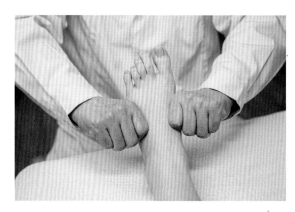

图16

应用：适用于肋骨、上下身淋巴腺等反射区。

注意事项：推拿时，力度稳而持久，缓和，轻而不浮，重而不滞，切忌暴力施术，防止刮破皮肤。

⑪扣拳刮按法。

操作方法：医生以手握拳，四指弯曲，均以第一指关节突出，拇指与其余四指握拳固定，以握拳之手腕用力来带动四指之关节突发力，从脚趾到脚跟，在反射区上使用刮按手法操作，施力部位为四指关节突（图17）。

应用：适用于肺，小肠，横结肠，降结肠，乙状结肠及直肠等反射区。

注意事项：医生在刮按过程中，时而运动，时而静止，力度由轻到重而且深透。

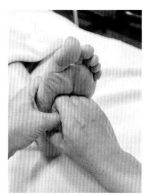

图17

⑫双指钳法。

操作方法：医生以一手握足，另一手食指、中指弯曲成钳状夹住施术的部位。以食指第二节指骨内侧缘与中指第二节外侧缘固定于反射区位置，并以微屈的拇指指端部位加压在食指第二节外侧缘上，以前臂及腕部用力来带动食指和中指发力，施力部位为食指第二节内侧缘（图18、图19）。

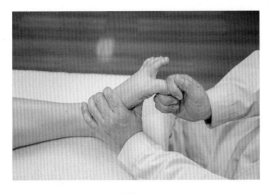
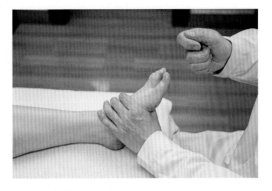

图 18　　　　　　　　　　　　　　　　图 19

应用：甲状旁腺、颈椎等发射区。

注意事项：医生施术力度稳而持续，切忌暴力施术。

（3）各亚健康态及各系统病症的具体操作应用

①慢性全身性疲劳。

基本套路：点按肾上腺→点按肾→刮推输尿管→点按膀胱→刮额窦→点按脑垂体→点按小脑、脑干→推压三叉神经→推压鼻刮压头部（大脑）→推颈项→钳刮颈椎→钳压甲状旁腺→推刮甲状腺→点、推眼、耳→刮推斜方肌→横刮肺及支气管→直刮气管→点按心脏（肝脏）→点按脾脏（胆）→刮压胃、胰、十二指肠→刮按横结肠、降结肠、乙状结肠及直肠（刮按升结肠、横结肠）→点按肛门（点按盲肠、回盲瓣）→点按生殖腺→点按安眠点→摆刮腹腔神经丛→推压胸椎、腰椎、骶椎→刮压（内）尾椎→勾刮（内侧）臀部及坐骨神经→勾刮前列腺（子宫）→推按尿道（阴道）→推压内髋→推腹股沟→推直肠及肛门→推压外髋→推下腹部→刮压（外）尾椎→勾刮（外侧）臀部及坐骨神经→勾刮睾丸（卵巢）→推按输精管（输卵管）→点按膝、肘、肩→推肩胛骨→横推上下颌→挤压扁桃体→推压胸部淋巴、内耳迷路→推压胸→勾刮横膈膜→勾压肋骨→勾压上身及下身淋巴腺→点按解溪穴→点按足三里穴→搓擦全足→点按肾、推输尿管、点按膀胱。

辨证加减：

心理症状，加强的推拿部位为心脏、肝胆。

躯体症状，重点推刮胸椎、腰椎、骶椎。

运动系统症状，加强的推拿部位为膝、肘、肩。

消化系统症状，加强的推拿部位为胃、胰、十二指肠、足三里穴。

神经系统症状，加强的推拿部位为额窦、脑、颈项、头面。

泌尿生殖系统症状，加强的推拿部位为生殖腺、子宫、卵巢。

感官系统症状，加强的推拿部位为眼、耳、鼻。

②神经系统病症。

基本套路：点按肾上腺→点按肾→刮推输尿管→点按膀胱→刮额窦→点按脑垂体→点按小脑、脑干→推压三叉神经→刮压头部（大脑）→推颈项→钳刮颈椎→点按心脏（肝脏）→点按脾脏→摆刮腹腔神经丛→推压胸椎、腰椎、骶椎→刮压（内）尾椎→勾刮（内侧）臀部及坐骨神经→刮压（外）尾椎→勾刮（外侧）臀部及坐骨神经→推压胸部淋巴、内耳迷路→勾压肋骨→勾压上身及下身淋巴腺→点按解溪穴→点按足三里穴→搓擦全足→点按肾、推输尿管、点按膀胱。

辨证加减：

头痛头晕，加强的推拿部位为额窦、大脑、颈项、颈椎、肝、胆、内耳迷路、太冲穴、足临泣穴。

失眠多梦，加强的推拿部位为额窦、大脑、颈椎、心、脾、肾、肝、胆、小肠、安眠点、涌泉穴、三阴交穴、厉兑穴、隐白穴。

记忆下降，加强的推拿部位为额窦、大脑、颈椎、心、肝、肾上腺、肾、脾、涌泉穴、太溪穴。

烦躁郁闷，加强的推拿部位为额窦、颈项、大脑、颈椎、胸椎、胸部、肝、胆、心脏、脾、太冲穴、行间穴。

头昏耳鸣，加强的推拿部位为额窦、三叉神经、大脑、颈椎、肝、胆、心脏、肾、内耳迷路、涌泉穴、三阴交穴。

③消化系统病症。

基本套路：点按肾上腺→点按肾→刮推输尿管→点按膀胱→刮额窦→点按脑垂体→点按小脑、脑干→推压三叉神经→刮压头部（大脑）→推颈项→钳刮颈椎→钳压甲状旁腺→推刮甲状腺→点按心脏（肝脏）→点按脾脏（胆）→刮压胃、胰、十二指肠→刮按横结肠、降结肠、乙状结肠及直肠（刮按升结肠、横结肠）→点按肛门（点按盲肠、回盲瓣）→摆刮腹腔神经丛→推压胸椎、腰椎、骶椎→推上、下颌→点按上身及下身淋巴腺→点按解溪穴→点按足三里穴→搓擦全足→点按肾、推输尿管、点按膀胱。

辨证加减：

腹胀，加强的推拿部位为小肠、升结肠、横结肠、降结肠、乙状结肠、阑尾、回盲瓣、肝、脾、腹腔神经丛、胸椎、解溪穴、厉兑穴、内庭穴、足三里穴。

腹痛，加强的推拿部位为小肠、肝、胆、脾、腹腔神经丛、胸椎、上身及下身淋巴腺、三阴交穴、足三里穴。

腹泻，加强的推拿部位为小肠、升结肠、横结肠、降结肠、乙状结肠、脾、腹腔神经丛、内庭穴、公孙穴、太白穴。

便秘，加强的推拿部位为小肠、升结肠、横结肠、降结肠、乙状结肠、直肠肛门、肺、脾、腹腔神经丛、解溪穴、内庭穴。

反胃，加强的推拿部位为胃、胰、十二指肠、小肠、横膈膜、咽喉、食道、腹腔神经丛、解溪穴、隐白穴。

呃逆，加强的推拿部位为咽喉、食道、胃、胰、十二指肠、横膈膜、腹腔神经丛、行间穴、解溪穴。

反酸，加强的推拿部位为咽喉、食道、胃、胰、十二指肠、横膈膜、腹腔神经丛、胸椎穴、解溪穴、内庭穴。

食欲减退，加强的推拿部位为胃、胰、十二指肠、小肠、肝、脾、腹腔神经丛、公孙穴、大都穴。

营养不良，加强的推拿部位为胃、胰、十二指肠、小肠、脾、腹腔神经丛、商丘穴、太白穴。

口臭，加强的推拿部位为额窦（前额）、胃、升结肠、横结肠、降结肠、乙状结肠、上、下颌、胸椎、公孙穴、大都穴。

④呼吸系统病症。

基本套路：点按肾上腺→点按肾→刮推输尿管→点按膀胱→刮额窦→点按脑垂体→点按小脑、脑干→推压三叉神经→推压鼻→刮压头部（大脑）→推颈项→钳刮颈椎→钳压甲状旁腺→推刮甲状腺→横刮肺及支气管→刮气管→点按心脏（肝脏）→点按脾脏→摆刮腹腔神经丛→推压胸椎、腰椎、骶椎→挤压扁桃体→推压胸部淋巴、内耳迷路→推压胸→勾刮横膈膜→勾压肋骨→勾压上身及下身淋巴腺→点按解溪穴→点按足三里穴→搓擦全足→点按肾、推输尿管、点按膀胱。

辨证加减：

易感冒，加强的推拿部位为肾上腺、颈椎、鼻、咽喉、气管、肺及支气管、脾、胸、扁桃体、甲状旁腺、胸部淋巴腺、上身及下身淋巴腺、涌泉穴。

咳嗽，加强的推拿部位为肾上腺、鼻、咽喉、气管、肺及支气管、胸、胸椎、横膈膜、脾、扁桃体、胸部淋巴腺、上身及下身淋巴腺、至阴穴、涌泉穴。

慢性咽炎，加强的推拿部位为肾上腺、颈项、颈椎、甲状旁腺、甲状腺、咽喉、气管、脾、扁桃体、胸部淋巴腺、上身及下身淋巴腺、内庭穴、厉兑穴。

哮喘恢复期，加强的推拿部位为肾上腺、肾、胸椎、甲状旁腺、甲状腺、咽喉、气管、肺及支气管、胸、横膈膜、肋骨、脾、扁桃体、胸部淋巴腺、上身及下身淋巴腺、太溪穴。

⑤循环系统病症。

基本套路：点按肾上腺→点按肾→刮推输尿管→点按膀胱→刮额窦→点按脑垂体→点按小脑、脑干→推压三叉神经→推压鼻→刮压头部（大脑）→推颈项→钳刮颈椎

→钳压甲状旁腺→推刮甲状腺→横刮肺及支气管→直刮气管→点按心脏（肝脏）→点按脾脏（胆）→摆刮腹腔神经丛→推压胸椎、腰椎、骶椎→推压胸部淋巴、内耳迷路→推压胸→勾刮横膈膜→勾压肋骨→勾压上身及下身淋巴腺→点按解溪穴→点按足三里穴→搓擦全足→点按肾、推输尿管、点按膀胱。

辨证加减：

心悸，加强的推拿部位为肾上腺、心脏、颈椎、胸椎、胸部、脾、小肠、甲状旁腺、胸部淋巴腺、上身及下身淋巴腺。

胸闷，加强的推拿部位为心脏、肺、小肠、横膈膜、胸部、胸椎、胸部淋巴。

血压高，加强的推拿部位为肾上腺、肾、额窦、头部（大脑）、心脏、小肠、肝、颈椎、降压点、脑垂体、甲状旁腺、甲状腺、足窍阴穴、侠溪穴。

血脂高，加强的推拿部位为肾上腺、脑垂体、甲状旁腺、甲状腺、胃、胰、十二指肠、升结肠、横结肠、降结肠、乙状结肠、胸椎、肝、胆、涌泉穴。

血黏稠度高，加强的推拿部位为肾上腺、脑垂体、甲状旁腺、甲状腺、心脏、胸部淋巴腺、上身及下身淋巴腺、肝、胆、涌泉穴。

⑥内分泌系统病症。

基本套路：点按肾上腺→点按肾→刮推输尿管→点按膀胱→刮额窦→点按脑垂体→点按小脑、脑干→推压三叉神经→刮压头部（大脑）→推颈项→钳刮颈椎→钳压甲状旁腺→推刮甲状腺→点按心脏（肝脏）→点按脾脏→点按生殖腺→摆刮腹腔神经丛→勾刮睾丸（卵巢）→推压胸部淋巴、内耳迷路→勾压上身及下身淋巴腺→点按解溪穴→点按足三里穴→搓擦全足→点按肾、推输尿管、点按膀胱。

辨证加减：

甲状腺亢进，加强的推拿部位为肾上腺、小脑、脑干、心、脑垂体、甲状旁腺、甲状腺、胰、颈项、颈椎、胃、然谷穴、太溪穴。

痛风，加强的推拿部位为肾上腺、脑垂体、甲状旁腺、甲状腺、腹腔神经丛、胃、胰、大肠、上身及下身淋巴腺、前列腺、膝肘、肩、申脉穴、照海穴。

血糖高，加强的推拿部位为肾上腺、脑垂体、甲状旁腺、甲状腺、胰、胃、肝、小腿内侧糖尿病敏感点。

更年期综合征，加强的推拿部位为肝、胸部淋巴腺、上身及下身淋巴腺、脑垂体、甲状旁腺、甲状腺、大脑、胸椎、腹腔神经丛、生殖腺一（足跟底）、生长腺二（卵巢睾丸反射区）。

⑦泌尿系统病症。

基本套路：点按肾上腺→点按肾→刮推输尿管→点按膀胱→刮额窦→点按脑垂体→点按小脑、脑干→推压三叉神经→刮压头部（大脑）→推颈项→钳刮颈椎→点按心脏（肝脏）→点按脾脏→点按生殖腺→摆刮腹腔神经丛→推压胸椎、腰椎、骶椎→刮压（内）尾椎→勾刮前列腺（子宫）→推按尿道（阴道）→推腹股沟→推下腹部→刮压（外）尾椎→勾刮睾丸（卵巢）→推按输精管（输卵管）→推压胸→勾压上身及下身淋巴腺→点按解溪穴→点按足三里穴→搓擦全足→点按肾、推输尿管、点按膀胱。

辨证加减：

尿频尿急，加强的推拿部位为肾、输尿管、膀胱、脾、腹股沟、上身及下身淋巴腺、生殖腺、子宫（前列腺）、腹股沟、骶椎、尾椎、太溪穴、照海穴。

夜尿多，加强的推拿部位为肾上腺、肾、输尿管、膀胱、脑垂体、甲状旁腺、甲状腺、尿道、腹股沟、生殖腺、子宫（前列腺）、心、小肠、太溪穴、大钟穴。

前列腺肥大，加强的推拿部位为肾、输尿管、膀胱、脑垂体、头部（大脑）、尿道、腹股沟、骶椎、尾椎、上身及下身淋巴腺、生殖腺、前列腺、甲状旁腺、甲状腺、太溪穴、申脉穴、照海穴。

⑧生殖系统病症。

基本套路：点按肾上腺→点按肾→刮推输尿管→点按膀胱→刮压额窦→点按脑垂体→点按小脑、脑干→推压三叉神经→刮压头部（大脑）→推颈项→钳刮颈椎→钳压甲状旁腺→推刮甲状腺→点按心脏（肝脏）→点按脾脏→点按生殖腺→摆刮腹腔神经丛→推压胸椎、腰椎、骶椎→钩刮（内）尾椎→钩刮（内侧）臀部及坐骨神经→钩刮前列腺（子宫）→推按尿道（阴道）→压推腹股沟→压推下腹部→勾刮（外）尾椎→勾刮（外侧）臀部及坐骨神经→钩刮睾丸（卵巢）→推按输精管（输卵管）→勾压上身及下身淋巴腺→点按解溪穴→点按足三里穴→搓擦全足→点按肾、推输尿管、点按膀胱。

辨证加减：

月经异常，加强的推拿部位为肾、输尿管、膀胱、子宫、下腹部、脑垂体、甲状腺、腹腔神经丛、腰椎、骶椎、腹股沟、肝、胆、卵巢、隐白穴、太溪穴、足临泣穴。

痛经，加强的推拿部位为肾、输尿管、膀胱、阴道、子宫、卵巢、下腹部、腹腔神经丛、腰椎、骶椎、腹股沟、甲状旁腺、太冲穴、行间穴、大敦穴。

白带异常，加强的推拿部位为肾上腺、肾、输尿管、膀胱、脑垂体、阴道、子宫、卵巢、下腹部、腹腔神经丛、腰椎、骶椎、腹股沟、上身及下身淋巴腺，肝、胆、脾、行间穴、足三里穴。

性功能障碍，加强的推拿部位为肾上腺、肾、输尿管、膀胱、脑垂体、甲状腺、心、肝、脾、肺、生殖腺、尿道阴道、子宫（前列腺）、睾丸（卵巢）、腰椎、骶椎、尾椎、腹股沟、太溪穴、然谷穴。

⑨运动系统病症。

基本套路：点按肾上腺→点按肾→刮推输尿管→点按膀胱→刮额窦→点按脑垂体→点按小脑、脑干→推压三叉神经→刮压头部（大脑）→推颈项→钳刮颈椎→钳压甲状旁腺→推刮甲状腺→刮推斜方肌→横刮肺及支气管→直刮气管→点按心脏（肝脏）→点按脾脏→摆刮腹腔神经丛→推压胸椎、腰椎、骶椎→刮压（内）尾椎→勾刮（内侧）臀部及坐骨神经→推压内髋→推压外髋→刮压（外）尾椎→勾刮（外侧）臀部及坐骨神经→点按膝、肘、肩→推肩胛骨→推压胸部淋巴、内耳迷路→推压胸→勾刮横膈膜→勾压肋骨→勾压上身及下身淋巴腺→点按解溪穴→点按足三里穴→搓擦全足→点按肾、推输尿管、点按膀胱。

辨证加减：

肌肉酸痛，加强的推拿部位为肾上腺、头部（大脑）、颈椎、胸椎、腰椎、骶椎、甲状旁腺、甲状腺、斜方肌、肩、上身及下身淋巴腺、涌泉穴。

局部损伤，加强的推拿部位为肾上腺、头部（大脑）、心脏（肝脏）、甲状腺、腹腔神经丛、臀部及坐骨神经、上身及下身淋巴腺、损伤局部对应的反射区、涌泉穴。

⑩感觉系统病症。

基本套路：点按肾上腺→点按肾→刮推输尿管→点按膀胱→刮额窦→点按脑垂体→点按小脑、脑干→推压三叉神经→刮压头部（大脑）→推颈项→钳刮颈椎→点、推眼、耳→刮推斜方肌→点按心脏（肝脏）→点按脾脏→摆刮腹腔神经丛→推压胸椎、腰椎、骶椎→刮压（内）尾椎→勾刮（内侧）臀部及坐骨神经→刮压（外）尾椎→勾刮（外侧）臀部及坐骨神经→勾压上身及下身淋巴腺→点按解溪穴→点按足三里穴→搓擦全足→点按肾、推输尿管、点按膀胱。

辨证加减：

耳鸣，加强的推拿部位为前额、小脑、脑干、头部（大脑）、三叉神经、肝、肾、颈椎、甲状旁腺、甲状腺、腹腔神经丛、内耳迷路、足窍阴、侠溪穴、地五会穴。

听力减退，加强的推拿部位为前额、头部（大脑）、肝、肾、心、颈椎、甲状腺、腹腔神经丛、内耳迷路、行间穴、太溪穴、足窍阴穴。

视疲劳，加强的推拿部位为肾上腺、肾、前额、头部（大脑）、肝、甲状腺、腹腔神经丛、足窍阴穴、侠溪穴、行间穴。

口腔溃疡，加强的推拿部位为前额、胃、大肠、心、小肠、腹腔神经丛、上颌、下颌、上身及下身淋巴腺、厉兑穴、内庭穴、内外踝尖。

3. 治疗时间及疗程

足部全息推拿治疗的时间：一般双足施术全过程每次 40 ～ 60 分钟比较合适。如果病症复杂或病情严重，可适当延长至 70 分钟。推拿时间过短，疗效不佳；时间太长，可能引起双方疲劳。

每个反射区及穴位推拿时间：保健手法全足推拿，每个穴区推拿时间相应减少；治疗手法，重点穴区推拿时间相应增加。一般每个穴区推拿约 10 秒（3 ~ 5 次），但对排泄器官（肾脏、输尿管、膀胱）、头部（大脑、额窦、小脑、脑干、三叉神经）、各淋巴腺反射区、病变反射区应推拿 2 ~ 5 分钟（50 ~ 150 次）。

足部全息推拿的最佳时机：当情绪轻松的时候，推拿可获得最好的效果。饱饭后、饮酒后、沐浴后或身体太疲劳，应该休息 1 小时后再推拿。

一般保健每周 1 ~ 2 次，治疗每天或隔天一次，7 ~ 10 天为 1 个疗程。如病情急，条件许可，每天 2 ~ 3 次亦可。

4. 关键技术环节

（1）找到疼痛敏感点

找到足部反射区的疼痛敏感点（简称敏感点）是诊查患者健康状况和提高足部全息推拿治疗保健效果的重要一环。疼痛在足部表现为两种：一是患者主诉某部位的疼痛感，二是通过反射区检查发现的发射区压痛感。

血液中一些代谢产物的矿物质如钙盐、尿酸盐结晶体，就易于沉积在足部，当反射区的沉积物达到一定量时，就会阻碍血液循环的正常状态，反射区所对应的人体器官就会受到影响，导致人体相应信息得不到传导而发生病变。人体器官发生病变后，影响到血液循环，造成相应反射区的沉积物的堆积，进而影响人体器官。

足部全息推拿反射区所带来的异常疼痛感则反映出该反射区代谢物的沉积量。疼痛感越敏感则表示代谢物的沉积量越大，堵塞程度越大，常见的异常疼痛原因有病变、疲劳、敏感。

部分人足部痛觉较敏感，如何区分？一般来说，一侧压痛是经络失衡是属于病理信号表现（病变、疲劳），而两侧压痛是属于患者敏感的表示（敏感）。临床中发现，患者足部皮肤过厚、吸烟、饮酒或经常服用镇静类药物会造成痛感迟钝；幼婴、妇孺足部痛觉较敏感。

操作时手法力度要均匀，不能过轻过重，时轻时重，否则都会影响准确性而对敏感点无法做出判断或判断错误。

医生在推拿过程中应集中精神，注意手下的感觉，并观察患者的反应，随时询问患者的主观感受。

（2）足诊

足诊是通过足部异常敏感点的发现，足部形态、纹路、皮肤改变及医生指下感觉等为主，结合中医四诊，判断人体健康情况的一种方法，不是严格意义的疾病诊断。有些专家认为，当人体病变程度达到 10% 时，足部全息推拿便可发现，而病变程度超过70%时，医疗仪器才能检测出来。可见，足诊对早期诊断疾病是有其特殊意义的。对于已经患病脏器的检查，足诊的准确度非常高，一个真正有实践经验的推拿师诊断准确度可达95%以上。这种诊断对五脏六腑的情况有一个整体概念，所以在治病的过程中不会顾此失彼。同时，有利于为足部全息推拿提供侧重点，提高保健治疗效果。

足诊基本方法可分为有痛诊断和无痛诊断。

"通则不痛，痛则不通。"当医生按压患者反射区，患者产生酸、胀、麻、痛的感觉时，就表明某一脏器有异常，给检查诊断提供了信息，这即是有痛诊断。

最痛的反射区一定要重视，不太敏感的反射区只有轻度疼痛也要特别注意，这两种情况再结合问诊、望诊可作足诊的依据。对于反射区只有轻微疼痛，患者无主诉的反射区一般不作为诊断重点。有痛诊断的结果一般可在治疗过程中得到验证。针对存在的病痛做的治疗都能收到良好的效果，症状的消失又证实了有痛诊断的正确性。

足部无痛诊断是依照中医的"望、闻、问、切"四诊来进行，先望其足步，观察足的形态、颜色、足纹等，再进行"切"即推拿、接触，依据相应反射区所反映的手感，包括气泡感、颗粒感、条状物、块状物等并结合问诊进行综合诊断。

气泡感。形成该感觉的原因是局部血液循环障碍，供氧不良，以致二氧化碳不能交换代谢排出。在组织细胞中有二氧化碳郁滞不通，形成气机阻滞不通，不通则痛。在各反射区遇到气感表示该反射区所对应的脏器有功能性的变化。

颗粒感。有沙粒样物，是实物感，按压越重越明显，是代谢产物中的酸类或晶体物质沉积在局部所致。表示相应脏器有炎症，钙化或结石等变化，多为器质性病变。

条状物。手感为不规则的长条样的物质，轻压、重压都可感觉到。表示相应的脏器有陈旧性的病变，或表示相应的脏器曾经动过手术，或有外伤史。

块状物。块状大小不一，大的如蚕豆，小的比黄豆还小。手感软硬不一，根据不同反射区，有的属于功能性变化，有的属于器质性病变。

除以上四种外，还有以下几种表现：足垫、粗糙、结节、串珠样、凸起、凹陷、棉花团样、其他手感等。

（3）手法强度

不同的刺激强度对内脏功能产生不同的影响。从神经生物学观点看，急速、较重、短促的刺激使交感神经兴奋，心率加快，血压上升，循环血量增加，血压、血糖代谢率上升，抑制平滑肌蠕动，抑制腺体分泌；缓和、较轻、连续的刺激会使副交感神经兴奋，则作用相反。轻手法兴奋、重手法抑制，轻手法为补、重手法为泄的观点，正是遵循了这一神经生物学原理。

5. 适应证、注意事项及禁忌证

（1）适应证

足部全息推拿疗法的适应证范围很广泛，它既可以用于治疗某些骨伤科疾病，又可以用于治疗某些外科、内科、妇科、五官科、皮肤科等方面的疾病。而且随着临床实践的不断深入，治疗的病种在逐渐增多，适应范围也不断扩大。其常见的适应证，如骨伤科的肩周炎、颈椎病、踝部软组织损伤；内科的上呼吸道感染、肺炎、心血管神经官能症、胃炎、胃肠功能紊乱、贫血、糖尿病、痛风；妇科的月经不调、痛经、闭经、经前期紧张综合征、更年期综合征、产后缺乳；精神疾病的神经性头痛、神经官能症、三叉神经痛；五官科疾病的牙痛、慢性咽喉炎、耳鸣、耳聋、慢性鼻炎、近视眼、眼疲劳症；皮肤科疾病的丹毒、湿疹、带状疱疹、神经性皮炎等。

（2）注意事项

①推拿场所要有良好的卫生环境。空气要流通、新鲜。足部不能直接吹风。注意水温调节，忌水温过高：一般以 35 ～ 38℃为宜。对老年人来说，水温最好略低或相当于体温，以 30 ～ 37℃为宜。水温过高，患者容易发生虚脱。

②饭后一小时，饭前半小时不能进行足部全息推拿。饭后立即足浴会因皮肤温度升高，热量的刺激，使皮肤血管舒张，消化器官中的血液相对减少，从而妨碍了食物的消化和吸收。若空腹时足浴，因为足浴过程中身体消耗很多热量，中老年人糖原贮量较青年时少，容易因血糖过低而休克。

③推拿后半个小时内饮 300 ～ 500 ml 温开水，小孩及心脏病、水肿、糖尿病患者饮水量可适当减少，肾病患者不要超过 150 ml。

④操作时应尽量避开骨突处，以免挤伤骨膜出现发炎或溢血肿胀现象。血小板减少症患者容易发生青紫肿块，操作时要注意。

⑤遇上创口、疮疖、水疱、严重的皮肤病要避开，只在另一足相应反射区或在手部、耳部相应部位推拿。

⑥心脏病、高血压、严重的肝功能障碍患者以及癫痫、精神病患者，须与医生合作，并配合医生指示，维持服用适量药物治疗。

⑦对老人、小孩及重病体弱者操作时要柔和，力度不可过重。

⑧推拿期间，对正在服药治疗的患者，一般应遵医嘱继续服药，同时接受足部治疗，病情好转后再逐渐减药，直至完全康复停药。

⑨对有手法反应者，继续推拿不停止。

⑩对长期推拿反应迟钝者，用温盐水泡足。

⑪操作结束后，医生不可马上用冷水洗手，患者也不可马上用冷水洗足。

⑫患者在治疗过程中，不可"三天打鱼，两天晒网"，否则效果肯定不佳，要

树立信心、耐心、恒心，持之以恒，必有好处，终将会有一个健康的体魄。

（3）禁忌证

①骨关节结核、肺结核活动期、急性传染病患者。

②骨折、脱位早期患者。

③足部各关节部位创伤性骨膜炎急性期患者。

④足部关节韧带的撕裂伤、断裂伤患者。

⑤咯血、吐血、脑出血以及有出血倾向的患者。

⑥孕妇、血小板偏低而月经量多的妇女。

⑦严重骨质疏松者。

⑧长期服用激素制剂的患者。

⑨衰老现象严重、体质过分虚弱的人。

⑩需做外科手术的患者。

⑪一般来说，下列情况做足部全息推拿时也应慎重：足部各种开放性软组织损伤、皮肤破损及烧烫伤者；足部皮肤局部病变，如湿疹、癣、疮疡、脓肿、疱疹、瘢痕等；各种肿瘤的局部；急性心肌梗死患者病情未稳定时；严重脏器疾病患者及精神病患者；饥饿、极度疲劳或酒醉后。

6. 技术操作时可能出现的意外情况及处理方案

足部全息推拿安全、舒适，只要按照操作规范进行，一般不会出现意外情况，但也应该知晓，推拿可能会出现如下的正常反应。

①一些患者经推拿后，在短时间内小便可能出现黑色或红色，这是通阳泄毒，泌清别浊的现象，可继续推拿下去，会自然恢复正常。

②小腿静脉曲张的患者，经推拿后，静脉可能会明显增粗，这是血液循环好转的表现，也是活血化瘀、推陈出新的效应，但应观察其发展情况。

③有患者推拿后，足踝会肿胀，特别是淋巴回流障碍的患者，这也是一种正常反应。

④发烧：患者体内潜伏有炎症时，推拿后有低烧现象，如果推拿后喝一杯温开水，则这种现象会减少。如果出现高烧则应查明原因。

⑤患者在推拿时或推拿后，感到困倦瞌睡，夜间睡眠加深，偶有多梦等，这是机体生理功能进行自我调整的一种"保护抑制"的症状。

⑥患者推拿几天后排汗增多，有时伴有汗臭味，排尿颜色加重且气味很浓，并有奇臭大便，排气次数增加，气味变浓，此为机能活跃、代谢加快，代谢物质排出体外。

⑦患者在推拿后，全息反射区会更痛或器官（鼻黏膜、眼）有分泌物增加，是因为身体功能在调整。

⑧女性患者在推拿后，可能出现白带量增加，产生异味。

十二经筋手法

扫码看视频

（一）定义

十二经筋手法是在十二经筋理论指导下，运用传统的推拿手法沿着十二经筋的循行走向进行治疗的一种治疗方法。

（二）作用机理

经筋是经络系统的重要组成部分，经筋理论是中医经络学说的分支，是十二经脉之气"结、聚、散、络"于筋肉、关节的体系，是十二经脉的外周连属部分。经筋具有约束骨骼、屈伸关节、维持人体正常运动功能的作用，在生理结构和功能方面与现代解剖学在一定程度上存在吻合。在《黄帝内经·灵枢·经筋》篇中，经筋有十二条，具有起于四末、结于骨节、终于头面躯干、行于体表、不入内脏的特点。《黄帝内经·灵枢·经脉》曰："骨为干，脉为营，筋为刚，肉为墙。"《黄帝内经·素问·痿论》指出经筋的功能是"主束骨而利机关也"。由此看出，十二经筋的分布特点与十二经脉基本一致，阳筋分布在肢体外侧，阴筋分布在肢体内侧。不同的是都从四肢末端起始走向躯干，结聚于关节和骨骼附近，阳之筋上走头面，阴之筋进入腹腔，且都不入内脏。经筋的病变在临床上多表现为筋脉的牵引、拘挛、弛缓、转筋、强直和抽搐等。而"筋结"则是十二经筋结聚之处，是关节活动、肌肉运动的结构基础，起到维络周身骨骼的作用。十二经筋手法在治疗上重视松筋、理筋与正骨相结合，松筋手法以㨰法、揉法、拿法、捏法等手法为主，理筋手法以推法、按法、擦法、弹拨法等手法为主，正骨手法以关节运动类手法及复位手法为主，治疗上强调"筋骨并重"，擅于循经解结，处理"筋结"病灶点，在治疗各种筋伤类疾病及脊柱相关疾病，如急慢性颈背腰部筋膜炎、颈椎病、肩周炎、腰椎间盘突出症、腰肌劳损、骶髂关节损伤、膝关节炎和筋源性头痛等疾病均取得显著疗效。

（三）操作技术规范

1.器械及材料准备

治疗床、一次性铺巾、手消毒液等。

2. 技术操作

①患者取俯卧位，医生用滚法、揉法、拿法、捏法沿着经筋循行方向上下往返操作，在筋结处可以重点松解，手法宜渗透有力，时间 5 ～ 8 分钟，达到舒筋活络、解痉止痛、促进机体筋肉平衡的功效（图 1、图 2）。

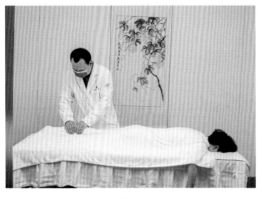 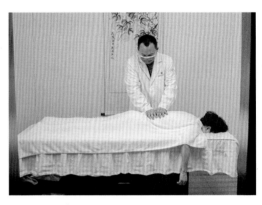

图 1　　　　　　　　　　　　　　　　　图 2

②医生用推法、按法、擦法、弹拨法沿经筋走向自上而下进行治疗，在相对应的筋结处做重点行弹拨法治疗，拨散患处筋结，以患者能耐受为度，时间 3 ～ 5 分钟，起到舒筋解痉、松筋散结、解除肌肉痉挛的功效（图 3、图 4）。

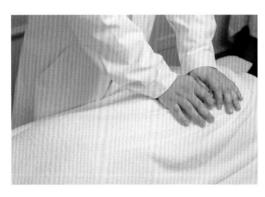 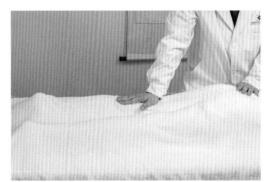

图 3　　　　　　　　　　　　　　　　　图 4

③医生用关节运动类手法或复位手法纠正"骨错缝"，如运用摇法托住关节，对患者肩、髋、踝等各关节进行环状摇动（图 5、图 6）；用拔伸法固定患者肢体或关节的一端，牵动另一端的方法对头颈部、肩关节、腕关节等关节部位进行拔伸；用坐位旋转扳法（图 7 至图 9）、侧卧扳法、膝顶法、屈髋屈膝扳法、俯卧位后伸扳法等各种复位手法分别对患者颈腰、胸、髋等关节进行纠正，时间 3 ～ 5 分钟，起到恢复关节生理功能、正骨柔筋的功效。

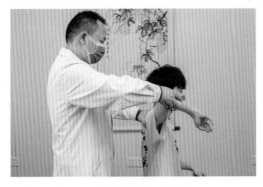

图 5

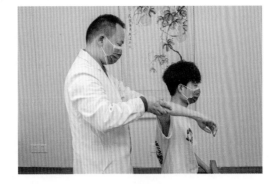

图 6

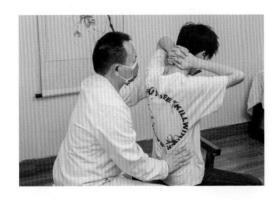

图 7

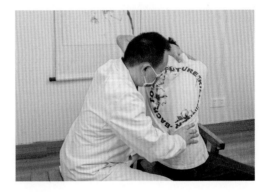

图 8

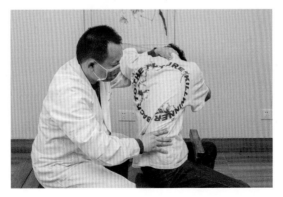

图 9

3. 治疗时间及疗程

治疗时间一般为 30 分钟，隔天 1 次，6 次为 1 个疗程，具体疗程视不同疾病而定。

4. 关键技术环节（注意事项）

①应当结合患者的症状、体征、影像结果进行准确诊断。当影像结果与临床触诊结果不相符时，应以触诊结果及患者的症状为准，影像结果为辅。

②治疗时应沿着经筋循行走向进行，并着重针对筋结处进行治疗。

③松筋时手法要渗透有力，松筋手法多以滚法、揉法、拿法、捏法为主。

④理筋手法不宜过重，否则易对患者肌肉造成损伤，要以患者能耐受为度。

⑤关节运动类手法或复位手法根据不同关节的生理结构不同，采用不同的手法，具体视患者情况而定。

⑥较重的急性损伤早期，疼痛严重者一般不宜在局部施以手指点穴疗法治疗，应在损伤 24 ～ 72 小时后方可在局部使用手指点穴疗法治疗。

⑦进行手法操作时，患者受术部位往往有酸、胀、麻、热、抽动感，此为正常现象；有个别体质敏感的患者经操作治疗后症状暂时加重，一般 3 ～ 4 天后即可消失，病情随之好转，应向患者事先说明，以免引起患者疑虑或紧张。

⑧医生应保持手的温暖，勿戴戒指，常修剪指甲，以免损伤患者皮肤。

5. 适应证及禁忌证

（1）适应证

各种筋伤类疾病及脊柱相关疾病，如急慢性颈背腰部筋膜炎、颈椎病、肩周炎、腰椎间盘突出症、腰肌劳损、骶髂关节损伤、膝关节炎和筋源性头痛、胸痛、胃痛、腹痛等内科性疾病。

（2）禁忌证

①皮肤破损者，如湿疹、疮疡、烧烫伤、开放性疮口等。

②有出血倾向的患者，如恶性贫血、紫斑病、血小板减少等。

③有传染性疾病和感染性疾病的患者。

④严重心脑血管疾病、恶性肿瘤等危重病患者。

⑤骨折部位及严重骨质疏松患者。

⑥精神病患者。

⑦妊娠和月经期妇女的腰骶部。

⑧身体特别虚弱者、醉酒者、过度疲劳者、过度饥饿者或吃饱饭半小时以内者。

6. 技术操作时可能出现的意外情况及处理方案

进行手法操作前与患者充分沟通，相应复位部位必须予以影像学检查，提高疾病的诊断与鉴别诊断能力，熟练掌握手法操作程序，选择合适的手法和体位，及时评估手法反应，提高洞察潜在风险的能力，果断阻止风险苗头，这是预防意外情况发生的关键。

①疼痛加重。对于部分颈肩腰腿痛患者，若治疗时手法过重或第一次手法治疗患者不适应，有时会出现疼痛加重的情况，一般 1 ～ 3 天后多能自行消除，亦可配合活血化瘀药物处理，在操作时手法应尽量轻柔和缓，以患者能耐受为度。

②皮肤破损。此时要对皮肤破损处进行常规伤口清洗消毒并保持损伤部位的清洁，以防继发感染。

③皮下出血及瘀斑。如出现皮下出血，先止血，局部可用药物止血，或用轻柔的手法以疏通气血，消散瘀血，促进瘀血的吸收。如出现瘀斑，可外用活血药或热敷促进瘀血吸收。

④骨、关节和脊髓损伤。这类损伤重在预防，切记勿暴力复位治疗，疑似有骨折或者脊髓损伤者必须立即予影像学等检查以确诊，必要时请相关专科会诊处理。对小儿和年老的患者做按压、屈伸、扳、摇等手法时，要注意手法不宜过重，予关节活动操作时，手法要由轻到重，活动范围由小到大，并密切注意患者耐受情况，以免造成骨、关节损伤。

⑤晕厥。若出现此种情况，要让患者平卧休息，口服温糖水；必要时用50%葡萄糖注射液静脉推注、吸氧及心电监护并请内科会诊治疗。

十二经筋针刺疗法

"筋"即"经筋",是人体重要的组成部分,首载于《黄帝内经》。《黄帝内经·灵枢·经筋》首次系统阐述了十二经筋的起止、循行、分支、结聚之所、临床病症和治法,说明经筋具有结构连续完整、分布位置固定、功能作用明确的特点。目前,学者们对于筋的实质认识仍存在较大差异,较为主流的观点认为经筋实质是指软组织系统(如肌肉、肌腱、筋膜、关节囊、韧带、腱鞘、滑液囊、椎间盘和关节软骨盘等)与神经系统(含外周神经系统、中枢神经和自主神经)的综合体。经筋针刺疗法最早、最权威的记载亦见于《黄帝内经》,《黄帝内经·灵枢·经筋》中详细描述了十二经筋的走行和经筋病候的表现,治疗上主要提到"燔针劫刺,以知为数,以痛为输"及"焠刺者,刺寒急也,热则筋纵不收,无用燔针。"由此可见,针刺疗法是经筋病的主要治疗方法,具体的刺法为燔针、焠针及其他方法。《类经》曰:"燔针者,盖纳针之后,以火燔之使暖也。此言焠针者,用火先赤其针而后刺之,不但暖也,寒毒固结,非此不可,但病有浅深,故圣人用分微甚耳。"故燔针是指进针后,用火烧针柄使之暖,又可称为温针;焠针用火烧红针体而后刺入,现代人多理解为火针。当代针灸大家石学敏教授认为经筋刺法应多采取排刺及一针多向等透刺,该针法综合了《黄帝内经·灵枢·官针》篇中的关刺、分刺、恢刺、合谷刺、报刺等,即"分刺者,刺分肉之间也""恢刺者,直刺傍之,举之前后,恢筋急""合谷刺者,左右鸡足,针于分肉之间",并在这些刺法上发展和创新,如排刺、透刺、固灶行针法、动刺法等。《黄帝内经·灵枢·经筋》提出经筋病的选穴原则为"以痛为输",其意为:医生在充分了解经筋结构、功能、病候等特点的基础上,以显露(病候)的经筋为准绳推断病位所在,通过触诊在其上的"结""聚"之所,寻找出现疼痛或压痛等异常反应的筋结,然后使用针刺工具对其进行治疗。

(一)定义

十二经筋针刺疗法是指针刺十二经筋病灶以治疗经筋病的方法。

(二)作用机理

十二经筋针刺疗法主要以改变经筋的病理变化为主要机理。根据《黄帝内经·灵枢》记载,结合现代医学知识,可将经筋的病理过程大致分为沫聚疼痛期、涩渗痉挛期和横络形成期。一期为沫聚疼痛期。《黄帝内经·灵枢·周痹》曰："风寒湿气，客于外分肉之间，迫切而为沫，沫得寒则聚，聚则排分肉而分裂也，分裂则痛。"经筋遭受风寒湿邪而产生异常的病理物质，病理物质逐渐积聚，组织张力增高，局部气血阻滞，导致软组织应力集中点（尽筋处）损伤，而产生炎性疼痛，或因停留瘀聚，刺激到分肉间的神经产生疼痛。二期为涩渗痉挛期。《黄帝内经·灵枢·百病始生》曰："凝血蕴里而不散，津液涩渗，着而不去，而积皆成矣。"受累的经筋失治或劳损，局部瘀积"沫"增多，致使经筋津液运行失常出现"涩渗"，病灶处津液濡润不足而发生痉挛，病灶固定不移，与现代医学的"肌筋膜疼痛触发点"相似。局部的痉挛增加了筋膜表面张力和筋膜间室内压，使皮神经受到异常的牵拉和压迫，最终导致疼痛的发生。三期为横络形成期。《黄帝内经·灵枢·刺节真邪》曰："一经上实下虚而不通者，此必有横络盛加于大经之上，令之不通。"由于"沫聚""涩渗"逐渐加重，经筋局部由于淤积的病理产物和运行不畅之津液互结，不断产生硬结和瘢痕，最终生成"横络"。"横络"产生后会压迫和阻碍同行的经脉气血运行，影响脏腑功能，"横络"长期压迫还可致经筋弛纵不收、肢体痿用，发展为"筋纵"。

焠针（火针）携高温直达病灶处，使局部循环加快，代谢旺盛；出针后遗留的细孔，利于组织液的迅速排出，因此，焠针可快速消除或改善局部组织水肿、充血、渗出等病理变化，修复受损的软组织和神经；针体刺病灶处后，以火"燔"针柄（燔针），逐渐使针尖温度提升至45摄氏度后，可使病灶处痉挛得以松解，局部张力得以释放，气血循环得以恢复；使用针刀、刃针或毫针等针具，在病灶处运用排刺、透刺、动刺、固灶行针等刺法，可以松解病灶处的硬结和瘢痕，使气血流畅导邪外出，同时也能增强"肉之力"的作用。

（三）操作技术规范

1. 器械及材料准备

针具若干（长圆针、毫针、火针、银质针、圆利针、松筋针、刃针、小针刀等）、碘伏1瓶、无菌棉签1包、无菌方纱若干、医用胶带1卷、酒精灯1盏、95%酒精1瓶、止血钳1把、医用棉球1包、艾绒1包、艾条1盒、电热烤灯1盏、手消毒液。

2. 技术操作

根据经筋选穴原则，医生以疼痛之处推断受累之经筋，循经查灶，并以针刺之。因此，在以痛为腧的基础上循经选穴，是成功治疗经筋病的关键。

（1）十二经筋循行

①足少阳经筋起于第四足趾端，上结于外踝，沿胫骨外侧面，向上结于膝外侧；其分支自外辅骨（腓骨），上走髀外侧，再分两支，前支结于伏兔（股四头肌），后

支向上结于尻部（骶骨部）；直行者经季胁下空软处与胁肋部，上走至腋前方，横穿膺乳（侧胸部），结聚于缺盆；直行的上出于腋前，穿过缺盆，出行于足太阳经筋之前，绕行耳后，上抵额角，交于巅顶上，再从头顶侧面向下走向下颌，又还向上结聚于颧部，分支结于目外眦成"外维"。

②足太阳经筋起于足小趾，向上结于外踝，斜向上结于膝部，在下沿外踝结于足跟，向上沿跟腱结于腘部；其分支结于小腿肚（腨外），向上于腘内侧，与腘部另一支合并上行结于臀部，向上挟脊到达项部；分支入结于舌根；直行结于枕骨，上行至头顶，从额部下，结于鼻；分支形成"目上网"（上睑），向下结于鼻旁，背部的分支从腋行外侧结于肩髃；一支进入腋下，向上从缺盆出，上方结于耳行乳突（完骨）。又有分支从缺盆出，斜上结于鼻旁。

③足阳明经筋起于足第二、三、四趾，结于足背；斜向外上盖于腓骨，上结于膝外侧，直上结于髀枢（大转子部），向上沿胁肋，连属脊椎。直行者，上沿胫骨，结于膝部。分支结于腓骨部，合于足少阳的经筋。直行者，沿伏兔向上，结于股骨前，聚集于阴部，向上分布于腹部，结于缺盆，上颈部，挟口旁，会合于鼻旁，上方合于足太阳经筋。其中分支从面颊结于耳前。

④足太阴经筋起于足大趾内侧端，向上结于内踝；直行结于膝内辅骨（胫骨内踝部），向上沿大腿内侧，结于股骨前，聚集于阴部，向上至腹部，结于脐，沿腹内，结于肋骨，散布于胸中；其在里的，附着于脊椎。

⑤足少阴经筋起于足小趾的下方，同足太阳经筋并斜行内踝下方，结于足跟，与足太阳经筋会合，向上结于胫骨内侧髁下，同足太阴经筋一同向上，沿大腿内侧，结于阴部，沿脊里，挟膂，向上至项，结于枕骨，与足太阳经筋会合。

⑥足厥阴经筋起于足大趾上边，向上结于内踝之前。沿胫骨向上结于胫骨内髁之上，向上沿大腿内侧，结于阴部，联络各经筋。

⑦手太阳经筋起于手小指，结于腕背，向上沿前臂内侧缘，结于肘内锐骨（肱骨内上踝）的后面，向上进入并结于腋下，其分支向后走于腋后侧缘，向上绕肩胛，沿颈旁出走足太阳经筋的前方，结于耳后乳突；分支进入耳中；直行者，出耳上，向下结于下颌，上方连属目外眦。还有一条支筋从颌部分出，上下颌角部，沿耳前，连属目外眦，上额，结于额角。

⑧手少阳经筋起于无名指末端，结于腕背，向上沿前臂结于肘部，上绕上臂外侧缘上肩，走向颈部，合于手太阳经筋。其分支当下颌角处进入，联系舌根；另一支从下颌角上行，沿耳前，连属目外眦，上达颞部，结于额角。

⑨手阳明经筋起于食指末端，结于腕背，向上沿前臂外侧，结于肩髃；其分支，绕肩胛，挟脊旁；直行者，从肩髃部上颈；分支上面颊，结于鼻旁；直行的上出手太

阳经筋的前方，上额角，络头部，向下至对侧下颌。

⑩手太阴经筋起于手大拇指末端，结于鱼际后，行于寸口动脉外侧，上沿前臂，结于肘中；再向上沿上臂内侧，进入腋下，出缺盆，结于肩髃前方，上面结于缺盆，下面结于胸里，分散通过膈部，到达季胁。

⑪手厥阴经筋起于手中指，与手太阴经筋并行，结于肘内侧，上经上臂内侧，结于腋下，向下散布于胁的前后；其分支进入腋内，散布于胸中，结于膈。

⑫手少阴经筋起于手小指内侧，结于腕后锐骨（豆骨），向上结于肘内侧，再向上进入腋内，与手太阴经筋交会，行于乳里，结于胸中，沿膈向下，系于脐部。

（2）循经选穴

①头项部。循行于头颈部的经筋主要为手、足三阳经筋，因此头颈部的选穴应根据手、足三阳经筋的循行路线定位病灶。

手、足太阳经循行于颈部后侧，结聚于完骨、枕骨处，终于头面部。涉及的软组织为项韧带、斜方肌、头夹肌、头半棘肌内丛、肩胛提肌、关节囊及筋膜组织等。

手、足少阳经筋由颈侧部循行至头部侧面，涉及的肌肉主要为斜角肌、颞肌及筋膜组织等。

手、足阳明经筋结于颈前，终于头面部。涉及的肌肉主要为胸锁乳突肌、颈阔肌、胸骨舌骨肌及筋膜组织等。

②肩关节。循行肩部的经筋为手三阴、三阳之经筋。《黄帝内经·灵枢·经筋》中"经筋之病，阳急则反折，阴急则俯不伸"指出可从阴阳辨证的角度去确定病变的经筋，具体可从以下两个方面判断。

第一，从完成肩关节运动的困难程度确定病筋。一般肩关节活动以外展、后伸和上举困难为主，而内收和旋内相对容易，属于"阴急则俯不伸"的表现，治疗当选取循行过肩部的阴筋的结筋病灶点；肩关节活动以内收和旋内困难为主，而外展、后伸和上举相对容易，属于"阳急则反折"的表现，治疗当选取循行过肩部的阳筋的结筋病灶点。

第二，根据活动时痛点的阴阳属性确定病筋。一般活动时最痛点在肩前，病属阴筋，主要是手太阴经筋；活动时最痛点在肩外侧及后侧，病属阳筋，具体来说，疼痛在肩端下缘，病属手阳明和足太阳经筋，二者均结于肩髃，疼痛在肩关节后缘，病属循行于肩后的手太阳经筋，肩关节外侧（中线）疼痛，属于手少阳经筋病症；此外尚有多条经筋合病，如患者同时出现肩关节后缘及外侧疼痛，则为手三阳经筋合病，可以选取此3条经筋循行线路上的压痛点。

③上肢。循行上肢的经筋为手三阴、三阳之经筋。手阳明经筋主要走行于上肢伸面桡侧部，支配肩、肘部的后伸、旋后和外展运动。其涉及手腕伸屈诸肌、旋后肌、

肱桡肌、斜方肌、肱三头肌、三角肌等肌肉组织和肘关节囊、桡侧副韧带、臂筋膜等组织。

手太阴之筋主要走行在上肢桡侧屈面部，主司肘部旋后与屈曲运动。其涉及的肌肉有桡侧屈腕诸肌、肱二头肌、三角肌、胸小肌和胸大肌等，还有肘关节囊、臂筋膜等组织。

厥阴经筋主要循行于在肘臂屈面正中线上，主司前臂、肘的屈曲运动和旋前运动。其涉及旋前圆肌、肱二头肌、胸小肌、胸大肌、前据肌等肌肉和肘关节囊、臂筋膜等组织。

手太阴之筋主要走行在上肢桡侧屈面部，主司肘部旋后与屈曲运动。其涉及桡侧屈腕诸肌、肱二头肌、三角肌、胸小肌和胸大肌等肌肉和肘关节囊、臂筋膜等组织。

手厥阴经筋主要走行在肘臂屈面正中线上，主司前臂、肘的屈曲运动和旋前运动。其涉及旋前圆肌、肱二头肌、胸小肌、胸大肌、前锯肌等肌肉和肘关节囊、臂筋膜等组织。

手少阴经筋主要走行于上肢屈面尺侧，主司肘关节屈曲运动和前臂的旋前运动。其涉及尺侧指伸诸肌、旋前圆肌、肱二头肌、前锯肌等肌肉和肘关节囊、肘尺侧副韧带、臂筋膜等组织。

④腰腹及下肢。主要沿着足三阴、三阳经筋寻找压痛点、条索状结节等结筋病灶点。如因腰椎间盘突出症起的下肢症状，又可分为三型。足太阳经筋型：以坐骨神经线放射痛为主，可概括为"痛在太阳"，常见的筋结有腓肠肌筋结、腘绳肌筋结、坐骨结节筋结、臀中肌筋结、臀上皮神经筋结、夹脊筋结、腰三横突筋结；足少阳经筋型：以腓总神经麻痛为主，可概括为"麻在少阳"，常见的筋结有趾长伸肌筋结、腓骨短肌筋结、腓骨长肌筋结、梨状肌筋结、髂胫束筋结；足阳明经筋型：以下肢酸冷无力为主，可概括为"冷软在阳明"，常见的筋结有腹股沟筋结、腰大肌筋结。

（3）刺法

①燔针刺法。在疼痛或扭伤的经筋上循按，找到痛点作为穴位，如果伤痛的经筋比较长，可以间隔一寸左右各取一穴，但原则是一定要有压痛；在痛点上直刺，针不能太深，也不能太浅，要在肌肉经筋中，可以在针柄上烧艾（图1、图2），但最简单的就是用止血钳夹着点燃的乙醇棉球，去逐一烧针柄，患者感到温热即可移开，烧过一遍即可起针。

②淬针刺法。在疼痛或扭伤的经筋上循按，定位病灶后，以龙胆紫标识笔标识，常规消毒，点燃止血钳夹持的乙醇棉球，烧红毫针或粗火针的针尖，快速刺入病灶部后快速出针，避免刺伤神经。

③单针多向刺法。现代用于经筋病治疗的单针多向刺法，包括恢刺法、固灶行

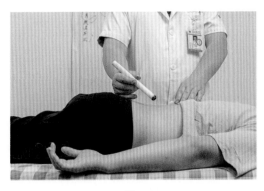

图 1

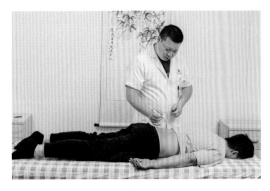

图 2

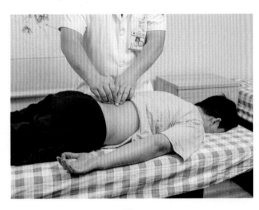

图 3

针法、透刺针法、关刺法、合谷刺法、报刺法、分刺法等。恢刺法：入针后上下提插的行针，医生手中有"如鱼吞勾"之感为得气。固灶行针法：用手指指切固定筋结点，再用毫针针刺筋结，一孔多向刺，以有针感传导为佳。透刺针法：是以同一针作用于两点或多点。

④多针刺法。多针刺法是指用 2 根或 2 根以上针刺入一个"筋结"的针刺方法。主要有傍针刺法、齐刺法、齐刺滞针法、扬刺法、排刺法、五虎擒羊针法。傍针刺法：在患处正中刺一针，旁边刺一针的两针同用刺法，以加强效果；或直刺一针，斜刺一针；或两针均斜刺。齐刺法：在"筋结点"直入一、傍入二的三针刺法，在结筋病灶点压痛最明显处直刺一针，针尖刺达骨膜，再在该针旁开 3 分的地方各刺入一针，同样针尖刺达骨膜。齐刺滞针法：右手持针呈 15° 角平刺进针后，将针身平放，沿肌束长轴缓慢穿过筋结后，将针顺时针方向捻转，缠绕肌纤维直至旋紧为止，人为造成滞针，同样方法在针身旁 0.2 ～ 0.3 cm 处左右斜刺两针。扬刺法：用 5 根针，在经筋病变部位中心刺一针（主针），然后在距主针上下左右 1 寸至 1.5 寸处各刺入一针。排刺法：在较大病灶处，将针密集而排列成行刺入。五虎擒羊针法：在压痛点中心直刺一针，压痛点四周旁开各 1 寸分别斜刺 1 针，共计 5 针（五虎），所有针尖均指向压痛点（羊）。

（4）针刺方法的选择

经筋病的寒证、急症都可用燔针、焠针治疗；病位浅者施以燔针，病位深者施以焠针；病灶面积小，可选用单针多向刺法，病灶面积大者，可选用多针刺法；经筋弛纵不收、肢体痿用（筋纵）不能使用燔针、焠针，可选用针刀、刃针或毫针等针具行单针多向刺法或多针刺法。

3. 治疗时间及疗程

每 2 天 1 次，14 天为 1 个疗程，以患者能耐受为度。

4. 注意事项

头面部应尽量避免使用焠针刺法，以免留下疤痕。使用焠针时应尽量避开重要血管及神经，并在施术后交代患者注意伤口护理。

5. 适应证及禁忌证

（1）适应证

明确诊断为经筋病的患者。

（2）禁忌证

口服抗凝剂、血友病或有出血倾向者。

肿瘤、结核或合并有其他严重感染性疾病者。合并有严重心脑血管或肝肾等疾病危及生命者，以及意识不清者。

妇女妊娠期。

6. 技术操作时可能出现的意外情况及处理方案

晕针：停止针灸，并予患者适当休息。剧烈疼痛：迅速出针，检查是否损伤患者的重要组织、脏器，必要时请求外科进行会诊。皮下血肿：按压针孔止血，局部冷敷，12 小时后可热敷。安抚患者，进行适当的沟通，获得患者的理解，交代清楚注意事项。弯针滞针：进行体位的纠正，采用按摩、旁边针刺等法缓解局部肌肉的紧张，缓慢而平顺地将针具拔出。断针：若断端露出体外，用止血钳小心拔出，并检查是否完整拔除；若断端在体内，须马上请求外科进行会诊。针刺局部感染：针刺前，必须对医生双手和患者针刺局部皮肤进行规范严格的消毒，以预防感染。若针刺后出现感染，需进行严格的消毒包扎处理，必要时请求皮肤科进行会诊。

浮针疗法

扫码看视频

（一）定义

浮针疗法是在皮下使用针具，通过大面积扫散，以通筋活络，激发人体自愈能力，从而达到不药而愈的一种非药物疗法，主要用于治疗筋脉不舒，血滞不通所导致的颈肩腰腿疼痛和一些内科、妇科杂病。

（二）作用机理

浮针治疗是通过浮针在皮下层扫散时，大幅度地牵拉疏松结缔组织来解除肌肉的挛缩和缺血状态，改善肌肉功能，消除临床症状。

（三）操作技术规范

1. 器械及材料准备

浮针（FSN5.0）、进针器、可升降治疗床、茂康复合碘皮肤消毒液或 75% 酒精、手消毒液、消毒棉签、输液贴（3 L）、一次性无菌治疗巾、托盘。

2. 技术操作

（1）明确诊断

在全面了解病因、病理、病情、病程长短、病变范围大小、病变位置等情况的基础上，对病痛的部位、程度、性质等加以综合分析，做出明确诊断，然后根据浮针疗法的机制和适应证，确定病症是否属于浮针疗法的主治范围，这是在临床中首先要考虑的问题。

（2）选择治疗床和体位

建议选择可升降治疗床，摆放治疗床时，最好两侧都不靠墙，预留空间方便医生两边走动和操作。

体位选择的原则：一是"顺手"，要有利于医生触摸患肌和浮针操作；二是"放松"，要确保患者处于该体位时能舒适放松。

临床上常用的体位，主要有以下 6 种。

①仰卧位。该体位适用于取头、颈、胸、腹部和上下肢部位进针点的操作。

②侧卧位。该体位适用于身体侧面和上下肢部位进针点的操作。

③俯卧位。该体位适用于头颈部、背部、腰部和下肢后侧部位的进针点的操作。

④端坐位。该体位适用于颈肩部、上背部、上肢部位的进针点的操作，对于颈椎病的治疗，该体位最为常用。年老体弱、初次治疗、恐惧打针者要注意尽可能卧位治疗。

⑤俯伏坐位。该体位适用于后枕部、上颈部位进针点的操作。

⑥坐位。该体位适用于膝关节和下肢部分部位进针点的操作。

（3）确定进针点

浮针疗法对进针点的选择是根据病痛部位查找相应患肌，进而确定进针部位。进针点的选择可以遵循以下原则。

①小范围、少患肌进针点宜近，大范围、多患肌的宜远。进针点与患肌的距离越大，浮针疗法的效应越差，但影响的范围越大；反之，距离越小，效应越好，但影响的范围也越小。

②从远到近。尤其是对于区域内存在多个患肌的情况，如慢性颈腰部病痛，多伴上肢和下肢的异常，进针点的选取要从远到近，而不是相反。

③多数情况下，进针点选择在患肌周边，上、下、左、右或斜取皆可。

④尽量避开浅表血管，以免针刺时引起出血和刺痛。

⑤避开皮肤上的瘢痕、结节、破损、凹陷、突起等。

（4）消毒

浮针针刺前必须做好消毒工作，其中包括进针部位的消毒和进针器前端的消毒。

①进针部位消毒时，在需要进针的部位，用棉签蘸取茂康复合碘皮肤消毒液拭搽，距离进针点 5 cm，在擦拭消毒液时可由进针点的中心向四周呈叠瓦状消毒，对进针部位消毒 2～3 遍。进针部位消毒后，勿再接触污物，以免重新污染。

②进针器前端消毒不用时，可将进针器前端在茂康复合碘皮肤消毒液或 75% 酒精中浸泡 30 分钟，使用时取出晾干即可。

（5）进针

①检查进针前首先要检查浮针的包装是否破损。

②装针打开浮针，先将浮针毛点面向上放入进针器传动杆，然后向后拉入，右手中指托在进针器底座的下面，右手食指扣在红色按钮上，右手拇指放在进针器的上面（图 1）。

③进针把装置好的浮针进针器放在消毒过的进针点的皮肤上，进针器

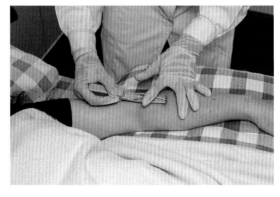

图 1

与皮肤的角度尽可能小，左手配合前推下压，右手食指按动红色按钮，将浮针快速刺入皮下层（图2）。

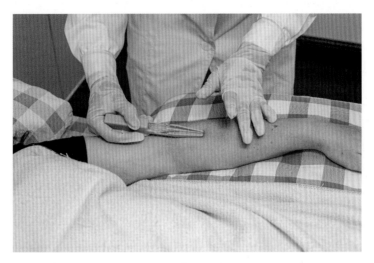

图2

④退针后取下进针器，将右手的拇指、食指和中指移到针体的上方来提捏针柄，然后用右手的拇指、食指和中指的指腹感受针尖移动时肌肉的松紧程度，轻柔缓慢提拉针身，使针尖离开肌层退至皮下（图3）。

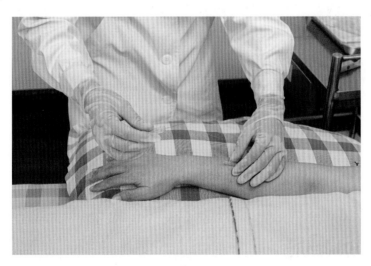

图3

（6）运针

退针后，确保浮针在皮下后，即可放到针身，做好运针准备。

运针时，单用右手持针沿皮下向前推进，推进时将针体稍稍提起，使针尖略微翘起。

运针深度一般以将软管全部埋入皮下为度（手指关节面和其他小关节附近除外）。

（7）扫散

扫散前，退后针芯，将软管座上的凸起固定于芯座的卡槽内。

用右手拇指内侧指甲缘和中指夹持芯座，食指和无名指分别位于中指左右两边。拇指尖固定在皮肤上作为支点，食指和无名指一前一后作跷跷板样的扫散（图4）。

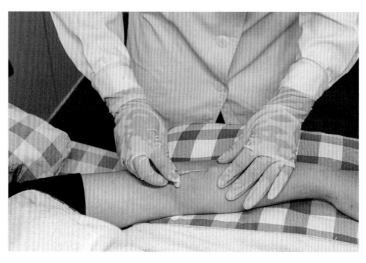

图4

（8）留管和出针

扫散完毕，抽出针芯，放回保护套内。然后把胶布贴附于管座，以固定留于皮下的软套管。

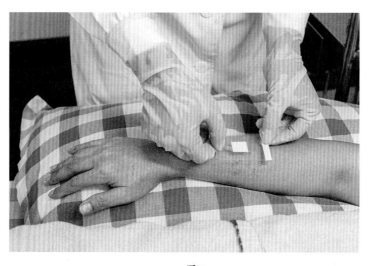

图5

出针时一般先左手拇指、食指持消毒干棉签按住针孔，右手拇指、食指捏住软管管座，慢慢将软管取出，用消毒干棉球按压针孔 2～3 分钟即可。

3. 治疗时间及疗程

一个进针点的扫散时间大约为 2 分钟，次数为 200 次左右。一般留管 5～8 小时，在夜晚睡觉前或者洗澡前取出。

一般治疗慢性疼痛 3 次为 1 个疗程，前 3 次连续治疗，以后间隔 2～3 天治疗一次，或根据疗效的具体情况而定。

4. 关键技术环节（注意事项）

①操作前询问患者是否有晕针史，若有，请其进食进水，待情绪稳定后再进针。

②针刺的部位一般应选在对日常生活影响较小的部位。关节活动度较大，一般不宜选用，可在关节附近进针。另外，也不要太靠近腰带或者女性胸衣扣的位置，因为腰带的活动或胸衣扣的紧束常影响针体的固定或易产生刺痛。

③扫散动作要做到大幅度，平稳有节律，不要忽上忽下，忽快忽慢，要圆中有方，方中带圆。

④留管期间注意保持局部干燥，避免针刺部位进水，防止感染。

⑤出管后，如果是皮下出血，一般不需要特殊处理，如果出血较多，可 24 小时后热敷。一般出管 10 分钟后即可洗澡。

5. 适应证及禁忌证

（1）适应证

①痛症颈椎病、腰椎间盘突出症、骨性关节炎、肩关节周围炎、踝关节扭伤、肱骨外上髁炎、强直性脊柱炎、类风湿性关节炎、痛风、股骨头缺血性坏死等。

②哮喘、帕金森病、面瘫、头痛、呃逆、失眠、抑郁、慢性咳嗽、头晕、心慌、便秘、漏尿、乳腺增生、局部水肿、局部麻木等。

（2）禁忌证

①有传染病、恶性病的患者，或有急性炎症、发热的患者，不要采用浮针疗法。

②妇女怀孕三月以内者，不宜在小腹部针刺。如果孕妇紧张，一定不要针刺。

③常有自发性出血或凝血功能障碍导致损伤后出血不止者，如血友病患者，不宜针刺。

④皮肤有感染、溃疡、瘢痕或肿瘤的部位，不宜针刺。

⑤浮针疗法留管时间长，相对传统针刺疗法而言，理论上讲，较易感染。所以对容易感染的患者，如糖尿病患者，当加倍小心，慎防感染。

⑥肢体浮肿时，治疗效果不佳，不适宜浮针治疗。例如，系统性红斑狼疮、类风

湿关节炎的治疗以及使用大量激素所导致的水肿等，用浮针疗法治疗效果差。

⑦在局部涂抹过红花油、按摩乳等刺激性外用药的患者，或者用过强烈膏药、强力火罐的患者，在短时间内不宜用浮针治疗。

⑧局部短期内用过封闭疗法的患者，也不宜用浮针疗法。

6. 技术操作时可能出现的意外情况及处理方案

（1）皮下瘀血

若出现微量的皮下出血或局部小块青紫，一般不必处理，可以自行消退。若局部肿胀疼痛较剧，皮下出血量多，面积较大而影响到功能活动，可先起管，并做冷敷血，24 小时后再做热敷，或在局部轻轻揉按，以促使局部瘀血消散吸收。

（2）晕针

晕针是在针刺过程中患者发生晕厥的现象。晕针时，患者出现精神疲倦头晕目眩、面色苍白、恶心欲吐、多汗、心慌、四肢发冷、血压下降，或神志昏迷仆倒在地、唇甲青紫，甚至二便失禁。

应着重预防患者晕针。对初次接受浮针疗法治疗或精神紧张、身体虚弱的患者，应做好解释沟通工作，消除患者对针刺的顾虑，同时选择适合的体位（如首次治疗，建议卧位），治疗时手法要轻柔。若患者饥饿、疲劳，应令其进食、休息、饮水后再予针刺。医生在针刺治疗过程中，要精神专注，随时注意观察患者的神色，询问患者的感觉，一旦有晕针等不适先兆，可及早采取处理措施，防患于未然。

晕针的处理方法：立即停止针刺活动，将针起出，然后使患者平卧，注意保暖，轻者仰卧片刻，给饮温开水或糖水后，即可恢复正常。若患者仍不省人事，呼吸细微，血压下降，可考虑配合其他治疗或采用急救措施。

刃针疗法

扫码看视频

（一）定义

刃针疗法源于古九针理念，是一种新型"带刃针具疗法"，治疗时融汇中西医理论，强调产生信息调节、解除过大应力及热效应三种功效，主要治疗软组织损伤类疾病的一种新型特殊针具疗法。

（二）作用机理

①解除局部过大应力，过大的张力包括牵拉力、挤压力、内应力及张力。通过切割过于紧张的肌纤维、肌膜、腱膜及肌腱与骨组织或肌纤维之间的异常附着，可以解除过大的牵拉力；通过切割痉挛的肌肉组织、损伤的肌肉纤维结节、紧张筋膜的神经出口及骨纤维管内的紧张的纤维来解除过大的挤压力；通过切割慢性无菌性炎症组织、高压筋膜、高压关节腔的关节囊来消除过大的内应力；通过切割紧张的深筋膜可以释放过高的张力。

②信息调节作用。紧张的筋膜可能影响其中的信息传递及经络系统，而通过刃针的切割，可以降低过高应力，恢复生命体的信息传递或经络系统，使病变组织得以恢复。

（三）操作技术规范

1. 器械及材料准备

刃针疗法有其特殊的针具选择，根据不同的部位及患者的身体强壮程度，选择合适的针具。刃针常用的型号为 0.35 mm×25 mm（一寸）、0.4 mm×40 mm（一寸半）、0.40 mm×50 mm（二寸）、0.5 mm×75 mm（三寸）。每次治疗根据选点的数量每个点用 1 个刃针治疗。

2. 技术操作

操作时，要先选取需要针刺的治疗点，通过触诊法在病变的局部寻找紧张、痉挛的筋结点，用记号笔进行标记。医生戴帽子、口罩，在标记好的点上做常规碘伏消毒，消完毒后选取合适的套管针，紧贴在皮肤标记处，左手持针，右手食指轻轻弹击针柄，刺入皮下，然后左手拔除套管，右手拇指和食指夹持针柄，逐层深入缓慢进针。当针刺到病变组织时，针下感觉到阻力增强，局部组织变硬，可以做纵向切割、横向切割、十字切割、纵向摆动、环形切割等针法，患者可能出现肌肉不自主地跳动（图1、图2）。操作中要不断询问患者的感受，以出现胀痛感为宜，如出现刺痛或麻木感觉时要立即停止操作，将针退至皮下，换方向再进行操作。针刺成功的关键是找好针刺的深度，过浅治疗不到位，过深会损伤健康的组织，造成疼痛。每次治疗选点为3～8个，不要选择过多的治疗点，因为刃针疗法针刺感较强，如果选点过多，可能导致患者晕针。操作结束后可以用杆棉签压迫止血，待无活动出血后，可以贴创可贴，伤口6～8小时内不要碰水。

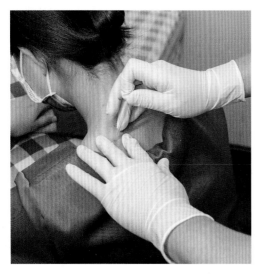

图1

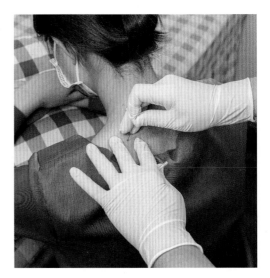

图2

3. 治疗时间及疗程

因为刃针疗法是不用留针的，所以每次刃针治疗的时间较快，从选点到针刺结束用时15～30分钟，刃针疗法不需要天天治疗，每隔3～5天治疗1次即可，3次为1个疗程。

4. 关键技术环节（注意事项）

①选点要精准，医生要对患者的疾病有清楚的认识，了解其损伤部位，然后要有一定的触诊能力，通过手部的触感，找到需要治疗的紧张、痉挛的"筋结点"。

②掌握好进针的深度，要针刺到合适的部位，针刺过浅不能到达病变部位，达不到治疗效果，针刺过深穿过病变部位，就会伤到健康组织，引起疼痛。所以，针刺深度的掌握非常重要，直接影响治疗效果。这个需要多年的临床经验及对疾病的深刻认知才能做到。

5. 适应证及禁忌证

（1）适应证

刀针疗法临床上除了适用于慢性软组织损伤、陈旧性软组织损伤急性发作以及部分急性软组织损伤，还适用于外伤性滑囊炎、腱鞘炎、肌肉筋膜炎、末端病、增生性关节炎、周围神经卡压征、骨—纤维管卡压综合征、颈椎综合征、腰椎综合征、骨骺炎、疲劳性骨膜炎、软组织损伤性自主神经功能紊乱及脊柱相关疾病等，以及部分内科、骨外科、妇科、皮科、肛肠科及整形美容外科疾患。

（2）禁忌证

①全身发热或感染，严重内脏疾患的发作期。

②施术部位有红肿热或深部脓肿坏死者。

③血友病、血小板减少症及其他凝血功能不全者。

④施术部位有重要神经、动脉、静脉或主要脏器而又无法避开有可能造成损伤者。

⑤急性局部软组织损伤有出血可能者。

⑥脑源性疾病所致的运动系统症状者。

⑦神经源性疾病患者。

⑧诊断不清或病变部位暂不能确定者。

⑨精神病患者或精神过度紧张无法配合者。

⑩严重的高血压病、冠心病、心肌梗死、溃疡病、肝肾功能不全及传染病患者。

⑪结核病患者及疑有结核病史者。

⑫恶性贫血、恶性肿瘤患者。

⑬严重糖尿病，血糖未控制在正常范围者。

⑭年龄在 80 岁以上者，或体质状况极差者、空腹者。

⑮严重类风湿关节炎、强直性脊柱炎、膝关节畸形，要求超过预期效果者。

⑯椎管内骨性狭窄、椎体 2 度以上滑脱、脊髓出现软化灶及大小便明显障碍者。

⑰严重全身骨质疏松，出现广泛疼痛或多处压缩性骨折者。

⑱婴幼儿无法配合治疗者。

6. 技术操作时可能出现的意外情况及处理方案

临床中如果遇到患者感觉敏锐疼痛，那是刀针碰到了血管外壁，应立即停止操作，将刀针稍提起略改变方向再深入，直到患者无异常感再操作。如在治疗时，患者突然感觉沿神经路线有强烈放射、疼痛、麻木或电击感，甚至上或下肢不自主抬动，那是刀针碰到了神经外膜，应立即停止操作，将刀针稍提起略改变方向再深入，无异常感再操作。如在治疗过程中，患者突然感觉胸闷、气短、呛咳或牵涉内脏不适感，主要是因为刀针碰到内脏外膜（主要是胸膜），应立即将刀针退至浅层，观察片刻，待患者异感消失再继续操作，如仍有异感，常规处置。如果刃针操作中出现晕针现象，立即出针，扶患者立即平躺在治疗床上，倒温开水 30 ml 左右，加入少量糖，给患者缓慢喝下，密切观察生命体征变化，患者休息一会后多可好转，如果未见好转，立即请心血管内科或急诊科会诊，做心电图、抽血等相关检查，进行对症处理。

小针刀疗法

扫码看视频

（一）定义

小针刀疗法是一种介于手术方法和非手术疗法之间的闭合性松解术，是将传统针灸针和西医手术刀有机结合的微创疗法，既有针刺的效果，又有切割和剥离等手术刀的作用。该疗法操作的特点是在治疗部位刺入深部到病变处进行轻松的切割、剥离等不同方向的刺激，以达到止痛祛病的目的。

（二）作用机理

小针刀疗法具有针和刀两种功能：在局部病变组织处，运用手术刀对病变组织进行松解、剥离、铲削，来减轻对感觉神经末梢的机械牵拉和压迫，同时针的刺激又可以疏通经络、活血化瘀，从而达到通络止痛的治疗效果。针刀在松解剥离病变组织时，可以开辟新的小血管创伤通路，改善局部组织的血液循环，促进神经炎性水肿的吸收，加快损伤处肌腱和韧带恢复；运用针刀松解组织时，局部组织蛋白得到分解，血清中 5 -羟色胺的含量减少，中枢神经系统释放的内源性阿片肽等化学物质增加，神经递质成分被修饰，感受器兴奋性降低，抑制致痛因子，从而达到止痛效果。小针刀疗法通过刺激神经鞘膜，可使得神经鞘膜局部诱发动作电位，分别向末梢神经方向和中枢方向传导，再经过中枢调节，可抑制化学致痛因子的释放，使血液循环加快，炎症因子释放减少，无菌性炎症消退，从而使疼痛得以缓解。

（三）操作技术规范

①熟知解剖：主刀医生必须对穴位深部有着充足的解剖认知，从而才能提高操作的准确性和疗效性。

②定位精准：在选择穴位时，医生必须找准痛点然后进行施针，在进针过程中必须保持针处于垂直状态，若针发生偏斜则可能导致深部错位，造成非病变组织损伤。

③无菌操作：在治疗过程中，医生必须严格执行消毒制度和无菌操作，尤其是对患者进行深部治疗时必须注意严格消毒，必要时，可用无菌洞巾覆盖痛点或尽量选择在无菌手术室里进行。

④精神专注：小针刀疗法讲究速度，要将患者的痛感降到最低，而在进行深部铲

剥、横剥时，手法要轻柔，尽量避免使患者产生剧烈痛感，要时刻集中注意力，尽量避免损伤周围组织；在关节处进行纵向切割时，必须注意不能切到韧带、肌腱等处。

⑤手法辅助：在术后对创伤不严重的区域进行适当按摩，以促进伤处的血液循环和防止术后出血粘连。

⑥习惯调整：对那些短期治疗效果明显，但长时间后复发疼痛感，尤其是较大部位出现复发情况的患者，应严格注意患者的生活习惯、走路姿势等。

⑦术后调护：术后局部粘连解除后，必须叮嘱患者严格注意生活起居和工作、生活姿势，以防止缺乏局部运动而造成粘连，从而遭受风、寒、湿、邪的侵袭。

1. 器械及材料准备

Ⅰ型4号小针刀2个，无菌换药包1个，胺碘酮1瓶，棉签1包，输液贴1份，帽子1个，无菌手套1副，口罩1个。

2. 技术操作

①每次操作前医生双手消毒，戴一次性口罩、帽子、手套，然后根据治疗的部位选择合适的体位，以患者能放松、保持一定时间且不影响医生操作为佳，在施术部位用安尔碘消毒2遍，铺无菌洞巾（图1）。

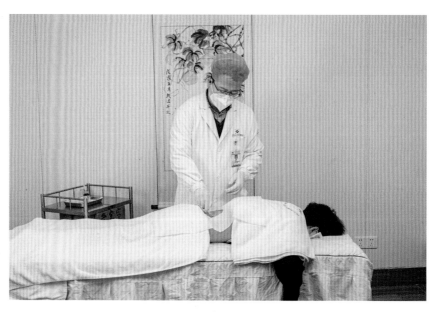

图1

②选用Ⅰ型4号小针刀，针刀刀体与皮肤垂直，刀口线与人体纵轴一致，按四步操作规程（定点、定向、加压分离、刺入），行纵行切割横向疏通法，切断部分痉挛侧肌纤维（图2、图3）。

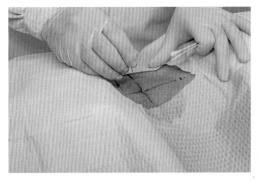

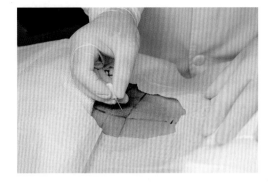

图 2   图 3

③术毕，拔出小针刀，局部压迫止血 3 分钟，创可贴覆盖针孔，同时活动患者的髋关节、膝关节、踝关节到最大限度。

3. 治疗时间及疗程

小针刀疗法的疗程需根据患者的病情和医生的诊疗水平而定，一般情况下建议 3～5 天做 1 次，5 次为 1 个疗程。

4. 关键技术环节（注意事项）

①小针刀是微创性的外科手术，局部有小的创口，因此术后要注意防止感染。

②术后需要局部贴敷创可贴，2 天后摘除，不可沾水、洗澡等，保持伤口干燥。

③术后局部不要接触脏物或脏水，防止局部感染，同时要注意卧床休息，不能过度劳累。

④注意睡硬床时的体位、颈椎、腰椎、膝关节以及骨盆姿势。另外，术后不要着凉、吹风，伤口创面愈合阶段体质免疫处于低下状态，要防止细菌入侵感染。

⑤切忌剧烈运动，防止针刀松解的部位、肌腱的二次损伤或肌腱断裂等意外情况。

5. 适应证及禁忌证

（1）适应证

①疼痛类的疾病，如颈椎痛、腰背部疼痛、关节疼痛或脚底疼痛等。

②瘫痪的疾病，如硬瘫的患者关节周围韧带肌腱挛缩、粘连，可用小针刀剥离、松解。

（2）禁忌证

①内脏病严重且处于发作期的患者。

②手术位置的皮肤受到感染或肌肉坏死者。

③手术位置出现红肿或灼热等发炎者。

④患者需要手术的位置有重要的神经系统，并且在手术的过程中不能够避开。

⑤有血友病或者其他出血倾向者。

⑥如果患者的身体素质较差，应该调养好身体之后再进行针刀治疗。

⑦高血压合并精神高度紧张，情绪十分不稳定者。

6. 技术操作时可能出现的意外情况及处理方案

（1）晕针

针刀治疗过程中，可能出现头晕、心慌、恶心、肢冷汗出甚至短暂意识丧失。

处理：①立即停止治疗，将针刀迅速拔出，覆盖创可贴保护针孔；②患者去枕平卧在空气流通好的室内，抬高双下肢，松开衣带；③轻者喝些热开水，静卧片刻即可恢复，严重者在上述处理方法的基础上，点按或针刺其人中、合谷、内关穴，必要时可温灸关元、气海等穴，如果上述处理仍然不能苏醒，马上采取紧急救护措施。

（2）断针

在针刀手术操作过程中，由于针具质量不好或针刀反复使用，在针刀手术过程中，针刀突然折断没入皮下或深部组织里。

处理：①若断端尚留在皮肤之外，应迅速用手指或镊子捏紧慢慢拔出；②若针断于人体深部，在体表无法触及和感知，必须采用外科手术探查取出。手术宜就地进行，不宜搬动移位。必要时，可借助 X 线照射定位。

（3）出血

针刀刺入体内寻找病变部位，切割、剥离病变组织，不可避免会伤及毛细血管甚至大血管，引起内部或外部大出血。

处理：①术后常规局部指压 1 分钟止血；②用消毒干棉球压迫止血较深部位血肿，局部肿胀疼痛明显持续加重时，可先予局部冷敷止血或肌注酚磺乙胺；③对针刀刺破大血管或椎管内出血，须立即进行外科手术处理。

自血疗法

扫码看视频

（一）定义

自血疗法是指采集患者本人的少量静脉血液后，根据患者疾病情况再将患者静脉血液注射到自体穴位中，以治疗疾病的一种独特治疗方法，是一种集穴位注射、针刺、放血治疗于一体的中医特色疗法。该疗法具有疗效可靠、安全、临床操作方便的优点，广泛运用于皮肤科、呼吸科、骨科、消化内科、妇科、耳鼻喉科等系统疾病。

（二）作用机理

自血疗法集中医传统疗法的针刺、放血和穴位注射于一体，通过个体化的中医辨证取穴，针刺穴位具有协调阴阳、调整脏腑、疏经通络的功效；放血以祛瘀生新止痛。自血穴位注射后一般需要一周左右时间才能完全吸收所注射的血液，通过穴位组织吸收可以产生持久刺激，使治疗效果得到有效加强，同时自身血液为人体的水谷精微所化，具有补气血、益元气的作用。现代医学认为，自血疗法是一种非特异性疗法，可产生一种非特异性脱敏作用，促进白细胞的吞噬作用，调理人体内环境，改善病变局部的新陈代谢。另外，血液中含有多种微量元素及抗体和酶类，注入穴位后，通过穴位的吸收，除了可激发和调节机体的免疫功能以外，还可增强微循环，营养皮肤，提高抗病能力。

（三）操作技术规范

1. 器械及材料准备

5 ～ 10 ml 注射器 1 支、棉签 1 包、碘伏 1 瓶、止血带 1 条。

2. 技术操作

①患者取舒适体位，对相关穴位进行消毒。

②抽肘关节肱静脉血：医生用止血带扎在一侧肘关节上方，不断抓握手指，然后在肘关节处找出肱静脉，局部碘伏消毒 3 次，使用 5 ～ 10 ml 注射器抽取静脉血 5 ～ 10 ml（图 1、图 2），取出注射器后用医用棉签按压局部 3 ～ 5 分钟。

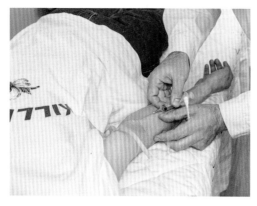
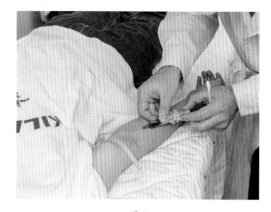

图1　　　　　　　　　　　　　　　　　　　图2

　　③对相关穴位注射：对抽取静脉血的注射器排空气体后扎入已经消毒好的相应穴位，进针得气，回抽无回血，再注射血液 1～2 ml，然后退出针头，用棉签进行局部按压至无血液渗出，依次操作，一次可以注射 3～5 穴（图3）。

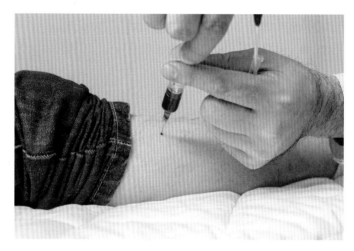

图3

3. 治疗时间及疗程

每周注射 1 次，6～8 次为 1 个疗程。

4. 关键技术环节（注意事项）

①治疗前须告知患者该治疗的特殊性，克服其心理恐惧等。

②患者在接受该疗法前应进行一些常规检测，如血压、心率等。

③患者在极度疲劳、饥饿、烦躁等状态下不宜操作。

④嘱患者尽量采取舒适体位，做好心理准备，防止晕针、晕血。

⑤操作时要严格进行无菌操作，严防感染。

⑥针口处 24 小时内不要碰水，请勿抓挠针口处，预防感染。

⑦患者 7 天内有局部酸胀的感觉属正常现象。

5. 适应证及禁忌证

（1）适应证

广泛运用在皮肤科、治未病科。目前临床适应证涉及七大系统 26 种疾病，如风湿、类风湿性关节炎、银屑病、白癜风、慢性荨麻疹全身皮肤瘙痒症、泛发性湿疹和皮炎、过敏性紫癜、某些大疱性疾病、复发性疖肿和毛囊炎、青年痤疮、虚劳等。

（2）禁忌证

①发热、月经期、饥饿或精神高度紧张时禁用。

②局部皮肤有破溃、感染、瘢痕或有出血倾向、高度水肿者禁用。

③孕妇的下腹部、腰骶部和三阴交穴、合谷穴等不宜做自血疗法，以免引起流产。

6. 技术操作时可能出现的意外情况及处理方案

（1）晕针

停止治疗，让患者平躺，观察患者的面色、脉搏、血压变化，同时安抚患者情绪，开窗保持空气流通，解开患者衣服最上面的扣子，使其保持呼吸通畅，给予温热开水或温热糖水饮服，注意保暖。也可在人中穴点穴，患者一般在 3 ～ 5 分钟即可恢复。若经上述处理无效，患者出现意识不清、昏迷等，做好抢救准备，密切观察患者的生命体征并做好记录。

（2）过敏

患者一般对自体的血液极少过敏，一旦出现过敏应立即停止治疗。若症状轻微者无须特别治疗，必要时给予抗过敏药物治疗或对症治疗。

（3）局部疼痛

极少数患者出现注射部位疼痛，如果出现疼痛一般在一周内会消失，超过一周可以进行局部按揉或热敷。

（4）感染

伤口如出现感染，请及时就医。

（5）其他

对症处理，如不能有效控制，请到医院专科及时就诊。

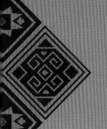

扫码看视频

刺血疗法

（一）定义

刺血疗法是在中医基本理论指导下，根据不同的病情，刺破人体特定部位的浅表血管，通过放血祛除邪气而达到调和气血、平衡阴阳和恢复正气目的的一种有效治疗方法，适用于"病在血络"的各类疾病。

（二）作用机理

1. 中医对本疗法的认识

刺血疗法是一种独特的治疗方法。在两千多年前的中医经典著作《黄帝内经》中，有关针刺治疗的条文，半数以上涉及刺血方法。《黄帝内经》奠定了传统刺血疗法的理论和实践基础，并使该疗法成为刺灸学的一个组成部分。在几千年的实践中，医家们都遵从刺络的基本原则，虽然现代临床已大大突破原来的治疗范围，但它的基本应用原则至今仍指导着临床。中医学对本疗法治疗机制有如下认识。

（1）苑陈则除

《黄帝内经》记载："苑陈则除之，出恶血也。""苑陈"实指络脉中瘀结之血。《针灸大成》云："人之气血凝滞而不通，犹水之凝滞而不通也。水之不通，决之使流于湖海，气血不通，针之使周于经脉。"瘀血是血行不畅、滞留于经络或溢于经络外，积滞于组织间的病理产物，刺血则通过泻出一定量的血液，直接调节血液的运行，宣通瘀滞、通利经络，从而达到活血化瘀的作用。《正体类要》云："患者如有瘀血，止宜砭去。"李东垣认为刺血"泻其经络之壅者，为血凝而不流，故先去之"，刺血可去血络之凝。

对跌打外伤所致瘀血肿胀可直接在患处刺络放出恶血进行治疗。《黄帝内经·素问·缪刺论》云："人有所堕坠，恶血留内……刺足内踝之下，然骨之前，血脉出血，刺足跗上动脉。"《薛己医案》云："患者闪伤，瘀血肿痛……遂砭去瘀血。"现代对外伤血肿等类似病证采用刺络拔罐放血法，就是"苑陈则除"发挥活血化瘀作用的具体应用。

（2）邪气以泄

张子和认为"邪热之毒，出血则愈"。可见，刺络放血对盛实之邪可起到祛邪泻实的作用，邪去则正安，元气自复。火热壅盛则成热毒，火降热清则毒邪可除；而对于虫蛇咬伤，局部刺血又可使毒素随血而外流排出，故刺血又可清热解毒。对邪盛之疾，自古多用汗、吐、下法以攻之。张子和根据《黄帝内经》的理论，结合自己的医疗实践经验，逐步形成了刺血法的独特风格。他将刺血作为汗法的一种，指出"《黄帝内经》'火郁发之'。发，谓发汗……出血者，乃发汗之一端也。"（《儒门事亲·卷三》）发汗则令邪随汗泄，刺血则令邪随血出，故临床上对实证、热证多用刺血疗法，使邪随血出，排出邪气，体自安康。对于虫、蛇、蝎子等咬伤，刺血疗法可通过放血以排出毒邪，使邪去正安。

（3）调阴阳，和气血

对于刺血调整阴阳，李东垣在《针灸聚英》中以刺血治疗脾胃虚弱病案后阐述："阴病在阳，当从阳引阴，必须先去其络脉经遂之血；若阴中火旺，上腾于天，致六阳反衰而上充者，先去五脏之血络，引而下行，天气降下，则下寒之病自去矣。"刺血调整阴阳还在于气和血。气血平和通畅是阴平阳秘、脏腑调和的前提，"血气不和，百病乃变化而生"。如前所述，刺血具较强活络之功，经络通畅、气血平和、运行有常，以"内溉脏腑、外濡腠理"，发挥其"行气血、营阴阳"的功能，而使机体达到阴平阳秘。

（4）血实宜决

《黄帝内经·素问·阴阳应象大论》指出："血实宜决之。"张景岳注："决，为泄去其血也。"《黄帝内经·素问·调经论》说："血有余，则泻其盛经出其血。"《黄帝内经·素问·病能论》云："夫气盛血聚者，宜石而泻之。"都说明对各种不同原因引起的血实有余、血气壅实或瘀血阻滞、经络不通之证，可用刺络放血来消壅化瘀，通经活络。

2. 现代研究对本疗法治病机制的认识

刺血疗法适应证广，疗效显著。然而，刺血对机体能产生哪些预防和治疗作用，以及这些作用是通过什么途径实现的，目前尚在进一步研究之中。现根据有关资料，扼要介绍如下。

（1）改变血液成分

刺血疗法对感染性疾病的血常规指标有明显影响。有人对急性感染性疾病患儿作耳穴刺血治疗前后白细胞变化的观察，发现治疗后白细胞总数下降、淋巴细胞数升高、中性粒细胞数下降。临床还发现，刺血治疗前后的血常规指标变化呈双向调节作用，可以将血常规指标调整到正常范围。据报道，刺血疗法对血液中的 K^+、Na^+、Ca^{2+}、Mg^{2+} 和血糖亦有一定影响。

（2）改善血管功能

刺血疗法的主要依据是"病在血络"，直接刺破血管出血是刺血疗法的特点。因此，刺血疗法对血管功能的影响是客观存在的。临床病例及实验室脑血流图检查结果证实，刺血疗法有扩张脑血管，增加脑血流量，改善血管弹性，改善微血管的血色、流态、瘀点、流速的作用，从而改善组织缺氧状态。这与中医瘀血学说中消瘀散结、活血化瘀的作用相一致。

（3）调整神经肌肉功能

刺血疗法对神经肌肉生理功能有良好的调整作用。该疗法治疗各种神经性疼痛、面神经麻痹、中风后遗症及小儿麻痹后遗症等有良好效果。据相关研究，其作用原理可能是通过对某些部位的感受器官或神经的刺激，传导至中枢神经部位，随后影响到效应器官。其局部组织也会因刺激而引起一些特有的生化改变，并通过神经体液的综合调节，达到防病治病的目的。

（4）调动人体免疫机能

刺血疗法具有调动人体免疫机能，激发体内防御功能的作用。研究证实，分别以刺血疗法治疗病毒性疣病及单纯疱疹，部分患者于刺血前后，分别做 OT 和 PHA 皮试、末梢血淋巴细胞计数、淋巴细胞转化试验、免疫球蛋白及补体 C 测定，结果发现上述各项指标治疗后均较治疗前有明显提高。说明刺血疗法不仅能够治疗疾病，还可以增强体质，预防某些疾病的发生。

（5）影响体温调节中枢

刺血疗法有良好的退热作用。体温的恒定，依靠产热与散热功能的平衡，其调节中枢在下丘脑。病理情况下，许多因素都可以引起发热。研究证实：分别用刺血疗法治疗急性扁桃体炎及小儿发热患者，放血后一般 6 ～ 12 小时体温降至正常。这说明刺血疗法对体温调节中枢有明显的影响。

（三）操作技术规范

1.器械及材料准备

三棱针、梅花针、棉签、2% 碘酒、75% 酒精等。

2.技术操作

（1）针刺前的准备

①消毒方法。

针具使用前，可放入 75% 的乙醇中浸泡 30 分钟左右，也可高压消毒。施术部位和医生的手指应先用 2% 碘酒棉球消毒，再用 75% 酒精棉球脱碘。

②体位选择。

治疗体位选择以医生能够正确取穴、操作方便、患者舒适为原则。常用体位有三种，即卧位、坐位和立位。

卧位可分为仰卧位、侧卧位、俯卧位；坐位可以分为仰靠坐位、侧伏坐位、俯伏坐位等。其适宜操作部位如下：

仰卧位，适用于头、面、颈、胸、腹部和部分四肢的穴位。

侧卧位适用于侧头、侧胸、侧腹、臂和下肢外侧等部位的穴位。

俯卧位适用于头、项、肩、背、腰、骶和下肢后面、外侧等部位的穴位。

仰靠坐位适用于前头、面、颈、胸上部和上肢的部分穴位。

侧伏坐位适用于侧头、侧颈部的穴位。

俯伏坐位适用于头顶、后头、项、肩、背部的穴位。

立位适用于委中穴等特殊穴位的放血，但站立时应双手扶住墙壁，以有所依托。

③穴位选择。

穴位选择有三种：其一，循经取穴放血。病在何经，就取何经穴位放血。其二，表里经取穴放血。某经有病，取与该经相表里的经脉穴位放血。其三，局部取穴放血，病在何处就在何处放血。

（2）进针

进针是刺血操作的重要步骤，也是取得疗效的关键。进针包括针刺手法、出血量、治疗频率等几方面内容。

①针刺手法。

本疗法应根据不同的应刺部位（穴位或部位）和病情而选择合理的针法进行。

②常用针法及其特点。

临床上刺络放血的方法多种多样，如三棱针点刺出血、梅花针叩刺出血、毫针散刺出血或刺络后配合拔罐、割治疗法等均是有效的治疗方法。代表性的方法有点刺法、散刺法、叩刺法、针罐法等。

a.点刺法。

针具可选用三棱针或粗毫针。常有3种点刺形式。

第一种，先在针刺部位揉捏推按，使局部充血，然后右手持针，以拇指、食指二指捏住针柄，中指端紧靠针身下端，留出针尖0.1～0.2寸，对准已消毒过的部位迅速刺入。刺入后立即出针，轻轻挤压针孔周围，使出血数滴，然后以消毒棉球按压针孔即可。此法适于末梢部位，如十二井穴、十宣穴及耳尖穴等刺血（图1）。

第二种，将左手拇、食指捏起被针穴处的皮肤和肌肉，右手持针刺入0.5～1.0寸深。退针后捏挤局部，使之出血。常用于攒竹、上星、印堂等穴位的刺血（图2）。

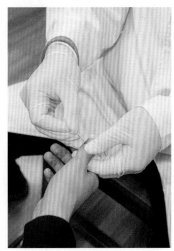

图1

第三种，先以橡皮带一根结扎被针部位上端，局部消毒后，左手拇指压在被针部位下端，右手持针对准被刺部位的脉管刺入，然后立即退针，使其流出少量血液。当出血时，也可轻按静脉上端，以助瘀血排出，使毒邪得泄。待出血停止后，再将带子松开，用消毒棉球按压针孔。此法常用于肘窝、腘窝及太阳穴等处的浅表静脉，用以治疗中暑、急性腰扭伤、急性淋巴管炎等（图3）。

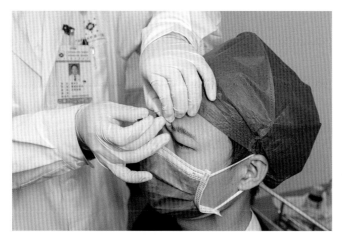

图 2

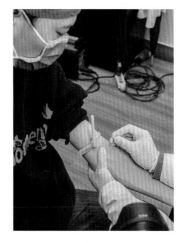

图 3

b. 散刺法。

散刺法又称"丛刺""围刺"，是针对病变局部周围进行点刺的一种方法，根据病变部位大小的不同，用三棱针在病灶周围上下左右多点刺之，使其出血，以消除瘀血或水肿，达到活血化瘀、通经活络的作用。此法多用于局部瘀血、肿痛、顽癣等。

c. 叩刺法。

此法是在散刺法的基础上进一步发展，所用针具为皮肤针（梅花针、七星针）。操作时，以右手握住针柄后端，食指伸直压在针柄中段，利用手腕力量均匀而有节奏地弹刺、叩打一定部位。刺血所要求的刺激强度宜大，以用力叩击至皮肤上出血如珠为度。此法对某些神经性疼痛、皮肤病有较好的疗效。

d. 针罐法。

即针刺后加拔火罐放血的一种治疗方法，多用于躯干及四肢近端能扣住火罐处。操作时，先以三棱针或皮肤针刺局部见血（或不见血），然后再拔火罐。一般留火罐5～10分钟，待火罐内吸出一定量的血液后起之。本法适用于病灶范围较大的丹毒、神经性皮炎、扭挫伤等疾病的治疗（图4至图7）。

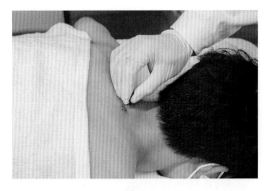

图 4   图 5

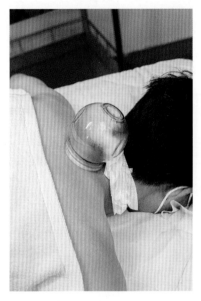   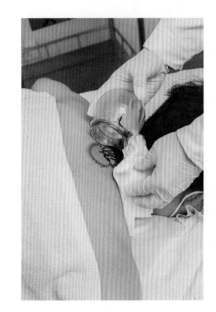

图 6   图 7

（3）出血量

本疗法通过放血治病，出血量的多少要根据患者体质强弱、病情轻重和应刺部位不同适度掌握。针刺出血量的多少在古书记载不尽相同，或"出血如大豆"，或"微出血"，或"出血盈斗"。

①确定出血量的原则。根据以下几个方面的不同情况而定。

体质：一般年轻力壮、气血旺盛者出血量可稍多；年老体弱者、小儿、妇女则出血量应较少。

部位：头面、四肢指（趾）部出血量宜少，四肢部出血量可略多。

病情：阳证、实证、热证、新病刺血量宜偏多；阴证、虚证、久病则出血量宜少。

临床刺血治病的出血量，也是根据患者的具体情况而定。一般而言，新病、实证、热证、体质较强的患者，出血量较大，为 10 ～ 50 ml；反之则较少，为 1 ～ 5 ml。

②确定出血量的大小。在具体操作时，对刺络出血量一般分为 4 种不同类型。

微量：出血量在 1 滴左右，包括局部充血、渗血以及《黄帝内经》中所载"出血如大豆""见血而止""微出血"等情况。微量放血主要用于较大面积的浅表疾患，如神经性皮炎、下肢慢性溃疡、银屑病、白癜风、末梢神经炎、顽癣以及慢性软组织劳损、头痛、不寐等。

少量：出血量一般在 10 滴左右（大约 0.5 ml），少量放血主要用于头面以及四肢指（趾）部穴位的一些急性、热性病，如感冒、急性结膜炎、急性咽炎、急性扁桃体炎、疟疾等。

中等量：中等量出血是指放血量在 10 ml 左右。主要用于一些外科感染性疾病以及部分急症，如疔、疖、痈疽、乳腺炎、急性软组织扭伤、中暑、各种痛证等，常在四肢部用三棱针点刺放血。

大量：出血量超过 15 ml，达几十或上百毫升，甚至更多的大量出血。这种方法多用于一些慢性全身性疾患和部分急证、实证，如中风后遗症、脑震荡后遗症、真性红细胞增多症、癫狂等。放血时可以用三棱针缓刺加拔罐或注射器抽吸。

（4）出针

出针，又称起针、退针。这是刺血操作过程中的又一重要步骤。出针方法可以分为两种，即快速出针和缓慢出针。出针要求，一般根据针法不同而有所不同。

针后出血，一般任其自然停止即可。若出血量过多，当达到出血量要求后要立即止血，可用碘酊棉球或乙醇棉球按压针孔 5 ～ 10 分钟，其血自止；若出血量不足，则在出针后挤压针孔，使之出血，或按摩上端血络，以加速出血，或加拔火罐吸拔血液和脓血、黏液。

3. 治疗时间及疗程

刺血疗法的治疗时间，应根据患者体质强弱、病情轻重而定。对慢性疾病如风湿性关节炎、慢性腰腿痛、癫痫、脑血管意外后遗症等，可间隔 1 ～ 2 周刺血治疗 1 次。若效果不明显，可根据患者的情况适当增加。急性病患者如神志昏迷、精神分裂症躁狂不宁、急性腹痛等，可连续刺血治疗 1 ～ 2 次，待病情好转后，适当延长治疗间隔时间，多数患者经针刺放血治疗 1 ～ 3 次就有明显效果，但也有患者需刺络多次后才开始见效。临床上治疗次数多者达十多次，许多疾病只要能够坚持治疗，一般都能够见效或痊愈。

4. 关键技术环节（注意事项）

应用刺血疗法应充分考虑患者体质的强弱、气血的盛衰以及疾病的虚实属性、轻重缓急等情况。应注意以下几种情况：

①治疗时，应对针刺工具、皮肤进行严格消毒，以防感染。如有条件，尽可能使用一次性针具。

②点刺、散刺时手法宜轻宜快，出血不宜过多，以数滴为宜。注意勿刺伤深部动脉。重要器官及部位不可深刺，以免发生意外。

③操作时应避开动脉血管和高度曲张的静脉以及静脉大血管，选取较小的静脉血管进针，以控制出血量。

④针刺放血后短时间内一般不要外敷草药，避免感染。急性期忌用热水烫洗或肥皂等刺激物清洗。

⑤刺血疗法刺激量较大，治疗时应注意保持患者的体位舒适，谨防晕针。

⑥避免抓挠，如局部有感染，应运用抗生素抗感染。忌食辛辣、虾蟹、牛羊肉、浓茶、咖啡等燥热发物。

5. 适应证及禁忌证

（1）适应证

凡各种实证、热证、瘀血和经络瘀滞、疼痛，如咽喉肿痛、牙龈肿痛、局部肿胀、肢端麻木、头痛、腰痛、痛经、风疹块、痤疮、发热、疮疡等，均可应用刺血疗法治疗。

（2）禁忌证

临床应用刺血疗法有宜有忌，必须根据患者的病情、体质以及刺血部位和某些特殊情况，灵活掌握，以防发生意外。刺血禁忌者有以下几种：有凝血机能障碍者；有自发出血倾向者；体弱、贫血及低血压者；孕妇、产后及习惯性流产者；外伤大出血及血管瘤患者；严重心、肝、肾功能损害者。

6. 技术操作时可能出现的意外情况及处理方案

刺血疗法安全可靠，一般没有什么危险性和不良反应。但是，如果患者过分焦虑，或医生操作时疏忽大意，或针刺技术不够熟练，也往往会导致异常情况的发生。在施术过程中要严格消毒，规范操作，要熟悉人体解剖结构，注意不要刺伤深部动脉，同时要密切观察患者的反应，防止发生晕针、血肿、动脉出血和皮肤感染等意外情况。若在操作过程中不慎碰到意外情况，应沉着、冷静，不要慌张，及时进行处理。

（1）晕针

原因：患者精神紧张、疲劳、空腹。

现象：晕针是一种突发、短暂而完全性的意识丧失。发作时患者面色苍白、出冷汗、血压下降、脉细，严重者瞳孔散大、对光反应迟钝、呼吸减弱、睫反射降低、大小便失禁。一般经过适当处理或不做任何处理，意识可自行恢复，多不留后遗症，但是发作时意识丧失可使患者自身受损或伤及他人。

处理方法：针前要做好解释工作，消除患者顾虑；出现晕针时应立即停针，让病人平卧休息，适当饮温开水；严重者，可用艾条灸百会穴或用毫针针刺人中、合谷、足三里等穴位。

（2）局部血肿

原因：针尖弯曲带钩，为皮肉受损或刺伤血管所致；针口闭塞，血液流出不畅，为部分瘀血积蓄或拔罐时间过长所致。

现象：出针后，针刺部位肿胀疼痛，重则皮肤呈现青紫色。

处理方法：若微量的皮下出血而见局部小块青紫时，一般不必处理，可以自行消退。若局部肿胀疼痛较剧，青紫面积大而且影响到活动功能时，可先冷敷止血再热敷，或在局部轻轻揉按，以促使局部瘀血消散吸收。

（3）动脉出血

原因：多因技术不熟练，误刺伤动脉所致。

现象：血射如线，流血不止。

处理方法：可用消毒纱布做局部加压止血，出血即可停止。

（4）感染

原因：多因操作时消毒不严格引起。

现象：针刺治疗几天后，局部出现红、肿、热、痛等情况。轻者一般全身症状很轻或者不出现全身症状，重者可出现发热、怕冷、头痛、疲乏等表现。

处理方法：严禁在感染部位和该血管附近再进行刺络放血，局部可贴敷上消炎膏药，严重者可口服消炎药。

痔中医注射疗法

扫码看视频

（一）定义

痔中医注射疗法是用注射器将药物直接注入痔组织内或其周围组织中，使痔核坏死、硬化或萎缩的一种治疗方法。痔中医注射疗法具有疗效好、疗程短、操作方便、安全性高的特点，因此成为治疗内痔的常用方法之一。痔中医注射疗法按作用机理可分为硬化萎缩疗法和坏死枯脱疗法。鉴于坏死枯脱疗法术后并发症多，国内外普遍采用的都是硬化萎缩疗法。在众多痔中医注射药物中以消痔灵注射液最为常用。

（二）作用机理

20 世纪 70 年代，以史兆岐教授为首的科研课题组根据"酸可收敛，涩可固脱"的中医理论，并经过大量长期的临床试验，在众多药品中选用五倍子、明矾，研发出了消痔灵注射液。五倍子中含有鞣酸，能使接触到的蛋白质凝固变性，从而起到收敛痔核，凝固止血的作用；明矾本身具有收敛、固脱的作用，溶于水后，水中的铝离子可引起较强的无菌性炎症，使局部组织纤维化改变，局部组织与周围组织粘连固定，这种粘连可以导致血管闭塞，减少血供而使内痔萎缩。此外，痔核注射消痔灵后，局部血管受到压迫，阻塞局部血流，血运减少，也会引起痔核的萎缩。

（三）操作技术规范

1. 准备

（1）患者准备

排空粪便，清洁灌肠，肛周备皮。

（2）药品准备

消痔灵注射液、0.5% 利多卡因注射液、0.9% 氯化钠注射液。将消痔灵注射液原液根据临床需要按一定比例配成 A 溶液或者 B 溶液。

A 溶液：消痔灵注射液原液 1 份加等量 0.5% 利多卡因注射液及 0.9% 氯化钠注射液。

B 溶液：消痔灵注射液原液 2 份加 1 份 0.5% 利多卡因注射液及 0.9% 氯化钠注射液。

（3）器械准备

喇叭状肛门镜1个；5 ml注射器1～2支；口腔科麻醉用5号针头（消痔灵注射时用）1个，7号针头（麻醉时用）1个；搪瓷圆杯（刻度为40 ml）1个，根据需要装入A溶液或者B溶液；中号止血钳1把；碘伏、石蜡油、棉球、纱布块及凡士林纱条（图1）。

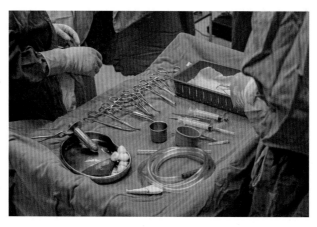

图1

（4）麻醉及术前准备

配合手术时一般应用0.5%利多卡因注射液行肛周局部麻醉，对于Ⅲ期、Ⅳ期内痔和静脉曲张性混合痔之内痔部分，亦可采用骶麻；对单纯内痔硬化注射者可不予以麻醉。麻醉成功后，消毒肛管和痔区，用手指扩肛（图2），在喇叭状肛门镜下行术前检查，查清内痔的部位、数目、大小、母痔与子痔的关系（图3）。对于Ⅲ期、Ⅳ期内痔和静脉曲张性混合痔之内痔部分，需行肛管指诊触摸动脉搏动，记下搏动的位置（即动脉走行方向），一般在右前、右后和左侧。每次进镜时，一定要看清肠腔，然后在肛门镜下分别按右前、右后、左侧、其他位置痔核的顺序进行注射。

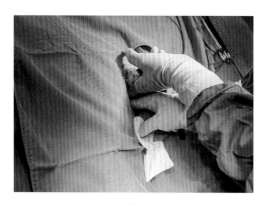

图2

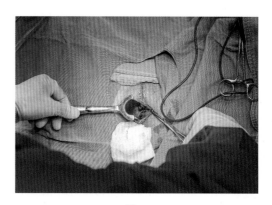

图3

2. 技术操作

根据内痔的不同分期和病理变化，可采用一步、两步或三步、四步注射法。

（1）一步注射法

一步注射法主要适应于内痔出血及Ⅰ期内痔。

操作方法：将 A 溶液一步注射于内痔黏膜下层，使内痔硬化。每个痔核注射药液约 5 ml。

（2）两步或三步注射法

两步或三步注射法主要适应于Ⅱ期内痔。

操作方法：第一步，将 A 溶液注射于痔上动脉区直肠黏膜下，每个痔核约 3 ml；第二步，将 A 溶液直接注射入内痔黏膜下层，每个痔核约 5 ml。较大痔核可加行第三步注射，即在第二步注射完成退针时，在黏膜固有层缓慢注入 2 ml 药液。两步或三步注射法可使痔上方直肠黏膜粘连固定，痔区硬化萎缩，从而提高疗效和减少复发。

（3）四步注射法

四步注射法主要适应于Ⅲ期、Ⅳ期内痔和静脉曲张性混合痔之内痔部分。

操作方法如下。

第一步，直肠上动脉区注射。向内痔直肠上动脉区注药，即直肠上动脉右前、左侧和右后区注射。针尖与注射平面约呈 30° 角，先在右前区主痔核上区（相当直肠上动脉右前分支进入痔核处，手指扪到搏动点位，多数在截石位 11 点处），进针到黏膜下层深部，出现针尖有肌性抵抗感，稍退针，回抽无血后，缓慢注药 3 ml。由上而下边退针边注药，使药液条状均匀分布，注射不能过于集中，匆固定一处注射，以免形成块状。同法，于右后（截石位 7 点处）、左侧（截石位 3 点处）、主痔核上区各注药 3 ml，3 处共注药 9 ml（图 4、图 5、图 6）。

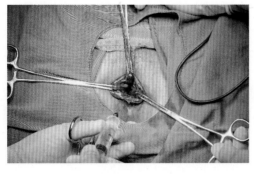

图 4

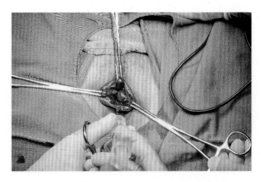

图 5

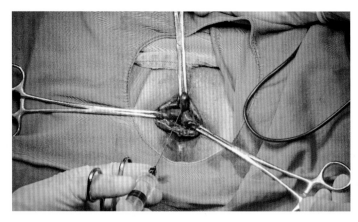

图 6

第二步，痔黏膜下层注射。先在右前主痔核中心处进针，通过黏膜、黏膜固有层、黏膜肌板到达黏膜下层深部。针尖接触肌层，出现肌性抵抗感，稍退针，不要刺入肌层，开始由上而下边退针边注药，药量稍大于内痔核体积，使药液条状均匀分布，注射不能过于集中于一处，以免形成块状或硬节，即完成第二步黏膜下层深部注药。右前、右后、左侧主痔核区主痔核注药量为 3 ml，3 处共注药 9 ml（图 7）。

第三步，痔黏膜固有层注射。完成第二步痔黏膜下层注射后，缓慢退针到黏膜固有层，在退针过程中边退边注药，再缓慢将针退出痔核，即完成第三步痔黏膜固有层注射。右前、右后、左侧主痔核区主痔核注药量为 3 ml，3 处共注药 9 ml。注意第二、三步注射为一次进针，分两层注药，故右前、右后、左侧主痔核区每次进针各注药 6 ml，3 处共注药 18 ml（图 8）。

副痔核注射。副痔核常见于截石位 2、5、9 点处，有时也可见于 12、6 点位。分别按顺时针顺序逐个于副痔核中心处注药（注射法同第二、三步注射），每个副痔核注药量是该痔核体积的 1/3，副痔核注药量要小于主痔核，一般为 2～3 ml，总量为 6～9 ml。注射时与主痔核之间要保留黏膜桥，有少许空间，不能注药过多，形成与主痔核大面积环状粘连呈片块状，以免造成术后直肠环状狭窄。

第四步，窦状静脉区注射。即右前、右后和左侧主痔核下方的窦状静脉区注药。先在右前主痔核下方的齿状线上方 0.2 cm 处进针，针尖斜向上进入黏膜下层深部，针尖接触肌层，出现肌性抵抗感，稍退针注药 2 ml，再边退针边注药 1 ml。同法，在右后、左侧主痔核下方各注药 2～3 ml，3 处共注药 9 ml。不能在齿状线处或其下方注药，以免引起术后坠胀不适或肿痛。注射完毕后，用手指反复揉压已注药的部位，使药液均匀散开（图 9）。

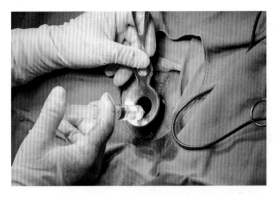
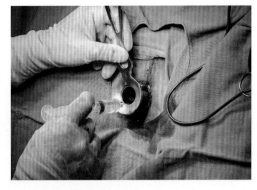

图 7　　　　　　　　　　　　　　　　　图 8

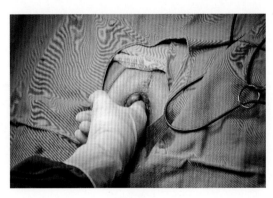

图 9

　　四步注射法是使用消痔灵注射液实施上至内痔的直肠上动脉区，下至内痔的最低部位，深到黏膜下层，浅至黏膜固有层的全覆盖治疗，使痔体充分着药以达到全面硬化萎缩的方法。四步注射法突破了硬化疗法只用于Ⅰ期、Ⅱ期内痔治疗的传统观念，使Ⅲ期、Ⅳ期内痔和静脉曲张性混合痔内痔部分患者可以通过消痔灵注射而免受手术之苦。

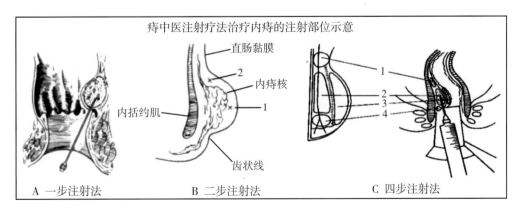

图 10

3. 治疗时间及疗程

痔中医注射疗法治疗后一般第 2 天可止血及缓解症状，第 2 天患者可以恢复一般的日常生活和工作。治疗时间短，一般只需治疗 1 次。

4. 关键技术环节（注意事项）

①熟悉解剖，正确掌握四步注射法。

②应根据痔核大小调整每个痔核的注药量。

③对内痔核大且严重者应采用 B 溶液进行第二步注射。

④对内痔脱出、肛垫下移严重，或直肠黏膜松弛合并内脱者，可适当加大第一步注射痔上动脉区的注药量，于截石位 11、7、3 点位，每区注入 A 溶液 5～6 ml，总量约 18 ml。注射不能在同一水平面，要齿状错位，注药重点在直肠黏膜下层，由上而下边退针边注药，使药液条状均匀分布，中间保留直肠黏膜桥，以加强上举固脱之力。

⑤注射不能过于集中，注射后应用手指反复揉压已注药的部位，使药液均匀散开。

⑥注射时必须注意严格消毒，每次注射都须再次消毒。

⑦必须用 5 号针头进行注射，否则针孔大，易出血。

⑧进针后应先做回血试验，注射药液宜缓缓进行。

⑨进针的针头勿向痔核内各方向乱刺，以免过多损伤痔内血管而引起出血，致使痔核肿大，增加局部的液体渗出，延长痔核的枯脱时间。

⑩注意勿使药液注入外痔区，或注射位置过低而使药液向肛管扩散，造成肛门周围水肿和疼痛。

⑪操作时应先注射小的痔核，再注射大的痔核，以免小痔核被大痔核挤压、遮盖，从而增加操作的难度。

⑫注射后要预防感染。

5. 适应证及禁忌证

（1）适应证

①Ⅰ期、Ⅱ期、Ⅲ期、Ⅳ期内痔患者。

②内痔兼有贫血者。

③静脉曲张性混合痔内痔部分。

④有其他疾病不宜行创伤性手术的内痔患者。

⑤老年内痔患者不宜行创伤性手术者。

⑥配合重度痔行手术治疗时应用。

（2）禁忌证

①混合痔之外痔部分属结缔组织性外痔、血栓外痔及炎性外痔者，内痔嵌顿发炎者。

②内痔伴肛门周围急、慢性炎症或腹泻者。

③直肠及肛管有严重感染或炎性病变者。

④直肠及肛管有良性或恶性肿瘤者。

⑤过敏性体质者。

⑥有严重心、肝、肾疾患及凝血功能障碍等原发性疾病者。

⑦因腹腔肿瘤引起的内痔和妊娠期妇女。

6. 技术操作时可能出现的意外情况及处理方案

（1）药物（麻药或消痔灵注射液）过敏反应

患者会出现面色苍白、打寒战、出皮疹、惊厥、发绀、血压下降、呼吸抑制，甚至心搏骤停等过敏反应。

处理方案：①嘱患者平卧；②口服阿托品、麻黄碱、盐酸异丙嗪等；③立即给氧；④静注50%葡萄糖液40 ml加地塞米松10 mg；⑤静滴10%葡萄糖液加盐酸异丙嗪50 mg、地塞米松10 mg、维生素C 1.0 g、庆大霉素16万U。

（2）血管抑制性晕厥

患者术前或术中有明显的紧张、疼痛、恐惧等；晕厥前有眩晕、面色苍白、恶心、腹部不适、疼痛、冷汗、乏力、坐立不安或焦虑、血压下降、心率下降等。

处理方案：①嘱患者平卧；②立即给氧；③建立静脉通道，补液；④对症处理。

（3）肛门直肠—心脏反射

患者术中或术后感觉肛内难以忍受的坠胀，面色苍白、恶心、下腹疼痛、欲排大便、血压下降、心电图心动过缓。

处理方案：①嘱患者平卧，平卧时深呼吸多数患者经10～30分钟平卧可自然缓解，医生检查脉搏、血压；②症状较重者静脉通道补液；③对抗迷走神经兴奋：阿托品1～2 mg肌注，必要时可重复使用；④患者肛门坠胀需上厕所时，必须由他人陪护。

（4）神经源性休克

有手术剧烈的疼痛刺激，休克血压，患者意识模糊或烦躁，面色苍白，呼吸心率加快，发绀等。

处理方案：①立即给氧；②注射肾上腺素：立即皮下注射0.5～1.0 mg肾上腺素，必要时间隔5～15分钟再注；③扩充血容量：立即静脉输液；④酌用肾上腺皮质激素；⑤静滴血管活性药物，如间羟胺或少量去甲肾上腺素。

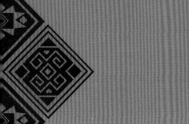

扫码看视频

火龙灸疗法

（一）定义

火龙灸也称为"铺灸"，治疗时把捣烂的生姜铺在人体大椎穴至腰俞的督脉段及其两侧，并将艾柱整齐排列在生姜上，形似长蛇，故又名"长蛇灸"。该疗法聚集了姜、艾绒、药酒、走罐等多种效应，具有调节机体免疫功能的作用。该疗法属于隔物灸的一种，其特点：施灸面积大，是一种大面积灸法；施灸部位以督脉为主，通过振奋机体的阳气来达到防治疾病的目的。

（二）作用机理

主要源于其强大的温阳作用，施灸时能够温灸督脉和督脉两侧足太阳膀胱经。根据《素问·骨空论篇第六十》记载，督脉起于小腹内胞宫，体表出曲骨穴，沿人体后背上行，经项后部至风府穴，进入脑内，沿头部正中线，上行至巅顶百会穴，经前额下行鼻柱至鼻尖的素髎穴，过人中，至上齿正中的龈交穴。简而言之，从颈椎至尾椎即人体督脉所在，而督脉既是阳脉之海，亦是十二经脉之海，总督一身阳气。全身经脉的阳气汇聚在督脉，督脉再把这些阳气输送布散至全身体表的肌肤腠理，发挥其温煦机体，抵御外邪的功能。另外，足太阳膀胱经走行的背部分布对应着五脏六腑的背腧穴，通过对督脉和足太阳膀胱经进行大面积而温热深透的火龙灸及药力刺激，从而激发温补督脉膀胱经之阳气，促进人体对温阳活血药液的吸收，达到激发经气、温通气血、通络开痹、活血化瘀、调和脏腑阴阳、强壮元阳、透邪外出等功效，同时还可以防病治病，提高机体免疫功能。

（三）操作技术规范

1. 材料准备

治疗盘、治疗卡、艾绒、捣烂的新鲜生姜、棉签、棉球、95%酒精、止血钳、打火机、小口瓶、纱布、治疗巾、毛巾被（图1）。

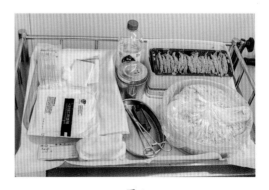

图1

2. 技术操作

（1）铺灸前的准备工作

①制作艾条：将清艾绒放在掌中揉搓制成直径约 2.5 cm，长 4 ～ 5 cm 的圆条状艾条备用。

②准备隔物灸：将新鲜生姜 1000 ～ 2000 g 洗净捣烂为生姜泥，再用纱布拧去部分姜汁装入袋中备用。

③向患者解释该操作的目的、方法，告知相关事宜，取得患者的配合，签署治疗同意书。

（2）铺灸

①患者取合适的体位，暴露施灸部位，注意保暖，医生再次核对，确定施灸部位。

②选定背部施灸部位，覆盖无菌纱布（图 1），将治疗部位先铺上用微波炉加热好的姜泥，一般从大椎穴沿着脊柱至八髎穴铺垫宽约 5 cm，厚 1.5 ～ 2.0 cm（图 2）。生姜泥上放置艾条，一般放三排艾条，以督脉为一排，背部膀胱经各为一排（膀胱经位置为督脉左右各旁开 2 cm）（图 3、图 4），再将艾条一一点燃（图 5、图 6）；在施灸过程中，要随时间询问患者的感受，保持既能忍受又感觉舒服的温度，一壮燃尽后再放艾条（图 7、图 8），共计三壮或五壮；全部灸完约 1 小时，效果以灸完后皮肤潮红，不会起泡为佳。

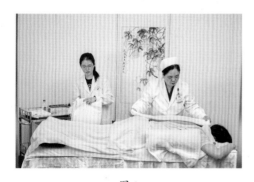

图 1

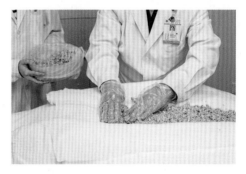

图 2

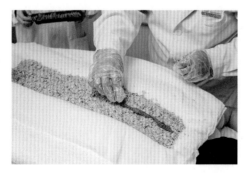

图 3

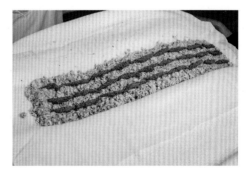

图 4

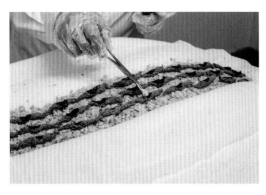
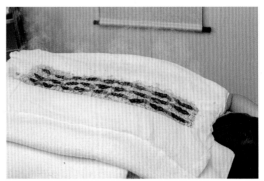

图 5   图 6

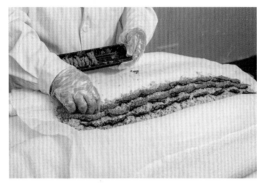
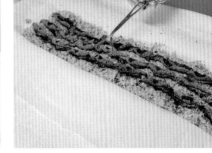

图 7   图 8

③施灸完毕，注意观察局部皮肤情况，询问患者感受，交代注意事项。灸疗后持续观察患者病情变化和受灸部位皮肤情况（图9）。

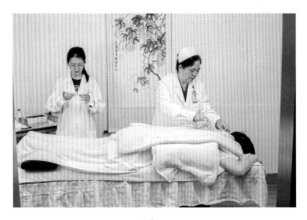

图 9

3.治疗时间及疗程

一般每周一次，可根据病情增加至两次，5次为1个疗程，通常做3～5个疗程；

若冬病夏治，在三伏天灸治疗，一般为5天一次，若保健治疗，一般每10天一次。

4. 关键技术环节（注意事项）

①治疗期间忌食辛辣、生冷、腥膻、刺激之品。

②戒烟、酒。

③慎食大量肥甘滋腻及鸡、鹅、鱼等发食。

④不宜过量运动，以免汗出过多，导致气阴两伤。

⑤避吹冷风，忌房事。

⑥禁冷水洗浴。

⑦灸后半月内可能会出现低热、四肢乏力、神疲、纳呆等机能下降之象，故应全休一月为好。

5. 适应证及禁忌证

（1）适应证

①综合常见病：强直性脊柱炎、颈肩腰背关节疼痛、风湿性疾病、体质虚寒，手脚冰凉、支气管炎、胃痛腹泻（怕凉不能吃凉东西）。

②男性泌尿疾病：遗尿前列腺炎、前列腺增生（肥大）等。

③女性妇科疾病：痛经、宫寒、月经不调、月子病（四肢怕凉，体寒，出虚汗）等。

④小儿常见疾病：消化不良、腹泻、吐奶、百日咳等。

（2）禁忌证

①各种实热证，如咳黄痰、发热、肺部感染、支气管扩张、咯血者。

②某些传染病、高热、昏迷、抽风期间，或身体极度衰竭。

③糖尿病或瘫痪致皮肤感觉迟钝者，皮肤发炎、脓肿、溃疡皮肤过敏者。

④特殊人群，如孕妇、幼儿。

⑤便秘或痔疮者慎用，会加重症状。

6. 技术操作时可能出现的意外情况及处理方案

火龙灸施灸操作较复杂，艾绒燃烧面积大，施灸过程中若火龙灸的火候掌握不当，会使火焰较为旺盛；若姜泥厚度过薄或灸的时间过长，会使热度过高。这都会导致患者皮肤灼烧烫伤。因此，在操作前要向患者告知操作的目的、方法，解释相关事宜。施灸过程中，应经常询问患者的温热感受，嘱其若热力不能耐受时要及时告知医务人员，立刻减少艾绒燃火量，或在纱布下方加垫棉垫，或增加姜泥厚度；总之，火龙灸施灸中以患者有舒适感，而无热灼烧感、烫感为度，要避免过热导致烧伤。灸疗后持续观察患者的病情变化和施灸部位皮肤情况，若水疱严重破溃者给予消炎处理并到烧伤专科对症治疗。

扫码看视频

火龙罐灸疗法

（一）定义

火龙罐灸疗法源于民间古老的灸法，完全不同于常规火罐。火龙罐的罐体是由玄石与紫砂混合烧制而成的，金补银泻，将金银与罐体高温融成一体，罐口为不规则的花瓣形结构，达到金补银泻的治疗作用，罐体内点燃艾柱，形如火龙之口，故取名"火龙罐"。

（二）作用机理

火龙罐内含阴阳、配五行，走四象、合六气，集推拿、艾灸、刮痧、按摩、点穴、熨烫为一体，结合揉、碾、推、按、点、摇、闪、震、烫、熨十种手法，对机体起到气化和序化作用。

（三）操作技术规范

1. 器械及材料准备

用物准备：艾柱、火龙罐、打火器、纱块、75%酒精、蕲艾精油（按摩膏）或润滑油、灭火罐、医疗及生活垃圾桶。必要时备屏风、毛毯。

环境：无易燃物品、室温合适、开窗通气。

2. 技术操作

①洗手，轻插艾条，防止破碎。

②点燃艾条（图1），火焰对准艾柱圆边和中心，防止火焰过大烧到罐口。

③一摸二测三观察：一摸罐口有无破裂，二测罐口温度是否过高（图2），三看艾柱燃烧升温是否均匀，升温是否正常。

④患者做好治疗前准备，摆好体位、脱衣、暴露施罐部位、注意保暖，局部抹上按摩油或对症精油。

⑤施罐（图3、图4）时手掌的小鱼际先接触皮肤然后再落罐（背部一般采用大罐，腹部用中罐，肩颈及四肢宜用小罐）。

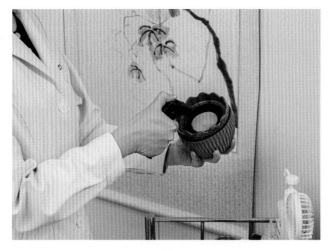

图 1

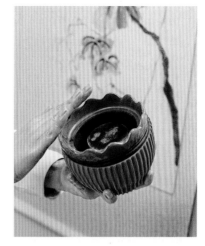

图 2

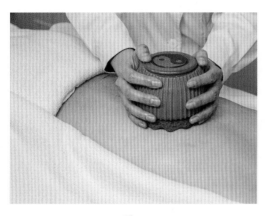

图 3

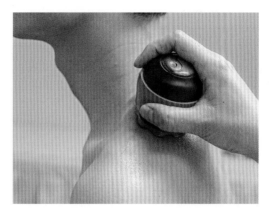

图 4

⑥持罐集推拿、刮痧、艾灸功能于一体，结合揉、碾、推、按、点、摇、闪、震、熨、烫等不同手法，正旋、反旋、摇拨、摇振罐体作用于皮肤肌肉组织，从而达到气化和序化作用。

⑦每个部位施灸 20～30 分钟，至皮肤微微发红发热，具体视疾病情况而定。

⑧暂停使用期间或用完罐后必须放置在配套的托盘上，盘内垫湿巾。

⑨艾条不要等到全部烧完再换，罐底发烫即提醒结束使用，更换艾条。

⑩罐子放置 10 分钟，温度降低后，浇水剔除浸湿的残艾，清洗干净，晾干备用。

⑪整理：清洁局部皮肤，协助患者穿衣，取舒适体位，整理床单位，告知患者注意保暖、注意事项、饮食清淡。

3. 治疗时间及疗程

每个部位施灸 20～30 分钟，至皮肤微微发红发热，具体视疾病情况而定。7 天为 1 个疗程，可每天或隔天治疗，具体视疾病情况而定。

4. 关键技术环节（注意事项）

火龙罐操作由推拿、刮痧、艾灸几种手法组合而成。①推拿：运法，罐口平扣皮肤、紧贴皮肤；推法，罐口抬起 15°；拨法，罐口抬起 15° 弧边拨。②刮痧：推刮、回旋刮。③艾灸：温和灸、透热灸。操作中随时观察，询问患者感觉，以微微汗出，皮松毛空为宜。防止艾灰脱落，造成烫伤。

5. 适应证及禁忌证

（1）适应证

脊柱软伤类病症，如颈椎病、腰突、强直性脊柱炎；腰背部肌肉劳损，如肌肉拉伤、急性腰扭伤；胃肠类疾病，如便秘、便溏、腹胀等；妇科疾病，如月经不调、痛经、子宫肌瘤等；中医的风、寒、湿所致的痹症；外伤骨折后的水肿；中风后遗症、糖尿病微循环障碍所致的酸麻胀痛。

（2）禁忌证

患有急性疾病者慎用，接触性过敏或艾烟过敏者慎用，不明原因的内出血者、严重外伤者、伤口未缝合者局部慎用，孕妇腰骶部和腹部慎用，糖尿病末梢神经损伤者慎用，传染性疾病者、情绪激动者、精神病患者、醉酒者、吸毒人员禁用。

6. 技术操作时可能出现的意外情况及处理方案

如出现烫伤，外涂湿润烧伤膏。出现小水疱时，可自行吸收暂不用处理，出现大水疱时，消毒后刺破并抽吸水疱，外涂湿润烧伤膏，覆盖纺纱保护。

穴位贴敷疗法

扫码看视频

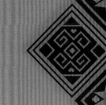

（一）定义

穴位贴敷是一种中医临床常用的外治方法。是以中医经络学说为理论依据，根据治疗需要将各种不同的药物制成相应的剂型，贴敷于患处或一定的穴位上，通过药力作用于肌表，传于经络、脏腑，达到治疗目的的一种方法（治疗肌表疾病、经络脏腑疾病）。其中某些带有刺激性的药物贴敷穴位可以引起局部充血发疱甚至化脓，如灸疮，此时又称为天灸或自灸（三伏天、三九天），现代也称为发疱疗法。若将药物贴敷于脐中（神阙穴），通过脐部吸收或刺激脐部以治疗疾病时，又称敷脐疗法或脐疗。

（二）作用机理

①穴位的刺激与调节作用：十二皮部与人体经络、脏腑联系密切，无论病从外入，或由内生，都离不开经络之十二皮部。穴位是脏腑精气输注于体表的特定部位，又是脏腑疾病反应于体表的特定部位。经络学说是穴位贴敷疗法的理论核心。

②药物吸收后的药效作用：药物经皮肤吸收，极少通过肝脏，也不经过消化道，可避免肝脏及各种消化酶、消化液对药物成分的分解破坏，从而使药物保持更多的有效成分，更好地发挥治疗作用，避免了因药物对胃肠的刺激而产生的一些不良反应。因此，本法可以弥补药物内治的不足。

③两者的综合叠加作用：既有穴位刺激作用，又通过皮肤组织对药物有效成分的吸收，发挥明显的药理效应，因而具有双重治疗作用。

（三）操作技术规范

1. 材料准备

治疗盘、治疗卡、穴位贴敷贴、治疗碗里配置好精细研磨的中药粉、生姜汁、蜂蜜、一次性压舌板、棉签、75%酒精、弯盘、治疗巾，必要时备屏风。

2. 技术操作

①医生详细询问患者病情，对患者的病情进行治疗前评估，把握好适应证。

②四诊合参并进行经络诊查，制定穴位处方及中药配方。

③备齐用物，携至床旁，核对患者的身份和医嘱以及中药配方，向患者阐明治疗

的目的、过程，以期配合。

④向患者解释，取合适的体位，充分暴露贴敷部位，选好穴位，注意保暖，必要时使用屏风遮挡，再次核对，明确贴敷穴位。

⑤清洁贴敷部位皮肤，擦干，用一次性压舌板将药物均匀地摊在穴位贴敷贴中间（图1），薄厚适中，贴在穴位上（图2）。

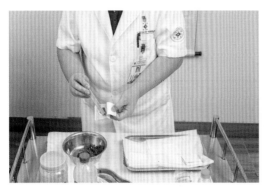

图 1

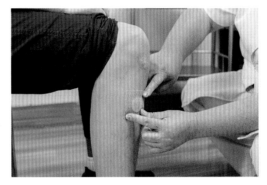

图 2

⑥贴敷过程中注意观察有无渗漏、滑脱，询问患者局部皮肤有无过敏现象。

⑦贴敷后对患者进行评估，并交代患者治疗后的注意事项。如有不适，及时来院就诊。

3. 治疗时间及疗程

2～7天穴位贴敷一次，每次贴敷时间2～4小时，3次为1个疗程。天灸的疗程：一般是三伏、三九天期间治疗，一般每9天贴敷治疗一次，连续3～5年。

4. 关键技术环节（注意事项）

①一般每9天贴敷治疗一次，每次贴敷时间2～4小时（小儿1～2小时），贴敷时以皮肤有灼热感为度，贴敷后皮肤可有色素沉着，为正常反应。皮肤无反应也不影响效果，患者可适当延长贴敷时间。

②如治疗过程中出现贴敷部位辣、热、痛、痒、麻等异常感觉，应及时取下药贴，少数患者局部可出现水疱，禁止抓挠，水疱可遵医嘱处理。

③慢性病治疗贵在坚持，穴位敷贴治疗是一种具有中医特色的辅助治疗措施，原有的疾病治疗方案不应因此而终止。

④孕妇、局部有皮肤炎症及皮损者、疾病发作期（如发烧、哮喘急性发作期等）患者暂不宜行贴敷治疗。

⑤贴敷当天禁食生冷、肥甘厚腻及辛辣、烟酒之品。慎食易化脓的食物，如牛肉、

烧鹅、鸭、花生、芋头、豆制品，忌食鱼虾、生鸡等易致过敏食物。

5. 适应证及禁忌证

（1）适应证

①心血管疾病：冠心病、高血压、心律失常等疾病。

②呼吸系统疾病：反复呼吸道感染、哮喘、慢性咳嗽、过敏性鼻炎、慢性咽炎、慢性扁桃体炎、慢性支气管炎等。

③消化系统疾病：各种原因引起的功能性消化不良、虚寒性胃痛、功能性便秘、急慢性胃炎等。

④阳虚证：畏寒肢冷、面色发白、腰膝发冷、舌淡苔白、平常虚弱多病而体质偏寒者。

⑤神经系统疾病：脑卒中后引起的偏瘫。

⑥风湿免疫疾病：风湿类风湿关节炎、骨性关节炎等疾病。

⑦妇科疾病：月经失调、痛经、乳腺小叶增生、慢性盆腔炎等。

（2）禁忌证

①孕妇及严重心脏和肝脏、肾脏疾病患者禁用；皮下出血者禁用；糖尿病患者禁用。

②局部有皮肤炎症及皮损不宜贴敷。

③对贴敷药物过敏者。

④瘢痕体质或以往贴敷时敷药处很容易出现水疱者。

⑤短时间贴敷即会明显起水疱者。

⑥肺炎及多种感染性疾病急性发热期。

6. 技术操作时可能出现的意外情况及处理方案

（1）疼痛

贴敷药物后，在敷药处出现热、凉、麻、痒、蚁行感或轻中度疼痛属正常现象，一般无须处理。如贴敷处有烧灼或针刺样刺痛，患者无法忍受，应及时取下药贴，因个体差异不同，疼痛的程度与患者的年龄、性别及皮肤情况有一定关系。婴幼儿、青壮年、妇女疼痛较剧烈，老年患者则多能忍受。烧灼样剧痛、敷药后几分钟即可产生，除去药物后仍可能持续一段时间。

（2）水疱

在贴敷药物处出现水疱十分常见。主要因药物刺激或胶布过敏所致。水疱的大小与性别、年龄有一定的关系。儿童及青年女性水疱常较大，青年男性及老年人水疱常较小。出现水疱，禁止抓挠。对小水疱可表面用龙胆紫液，任其自然吸收。水疱较大者可用无菌针头从水疱下端挑破，排除水液，或用一次性注射器抽出泡液，然后涂以湿润烧伤膏，外用无菌敷料覆盖。操作过程中尽可能保持水疱处皮肤（泡皮）完好无溃破。

（3）过敏

过敏也是药物贴敷过程中常见现象之一。轻者表现为局部皮肤瘙痒、色赤、丘疹或水疱，重者可出现局部溃烂。主要因药物或胶布刺激皮肤所致。轻度过敏者，可适当缩短每次贴敷治疗时间，外用抗过敏药膏治疗，如氢化可的松等，若未好转必要时到皮肤科诊治。对胶布过敏者，可改用纱布、绷带固定。

药墨疗法

扫码看视频

（一）定义

药墨疗法是以松烟墨和中药组成，通过以药入墨、由墨导药结合中医外治方法，如点按、涂擦、外敷作用在经络或体表部位上的方法。

（二）作用机理

目前考虑药墨疗法的作用机制与肌筋膜触发点理论相关。肌筋膜触发点是指由多种原因导致骨骼肌内产生的紧张带，长期肌力失衡导致患者出现以疼痛为主要表现的肌筋膜疼痛综合征。肌筋膜触发点可分为活化与潜在2种类型，活化后会产生自发性疼痛、局部疼痛等，潜在肌筋膜触发点可引发肌肉痉挛等不适。对于肌筋膜触发点的手法治疗有软组织深层按压按摩、关节拉伸等软组织拉伸技术，其原理是促进肌肉组织中氧和营养物质的摄入，产生疗效。药墨疗法正是在此基础上作用于患处肌肉等软组织、穴位等，松解肌肉痉挛，促进肌肉组织的血液循环及新陈代谢，从而缓解疼痛。

（三）操作技术规范

1. 器械及材料准备

准备好松烟墨膏、微波炉、治疗盘、保鲜膜等器材，以及治疗床等。

2. 技术操作

①盛墨：打开松烟墨膏外包装，将其置于容器内，放入微波炉。

②熔墨：在微波炉中高火加热3～4分钟，将松烟墨膏彻底熔化，注意不可加热至沸腾。

③晾墨及敷墨：搅拌均匀后将松烟墨膏倒在铺有保鲜袋（尺寸为30 cm×40 cm）的容盘上摇晃均匀，待表面凝固不流动后取出敷于患处（图1）。敷墨膏时先用药墨背面预热皮肤，然后直接敷于患处（图2、图3）。

④揭下的墨膏，撕掉外层保鲜袋，将墨膏卷拢对折，放到保鲜盒中，以便下次使用。观察取下的松烟墨膏的坑洞、毛孔等。a.药墨凹洞小、密集：气血循环差，精神压力大，脾气急躁，肝阳上亢。b.药墨有凹洞，无毛孔且洞里有水：此为虚证表现，如发生在肺区说明肺气不足或肺寒。c.药墨平整无毛孔：说明经络不通。d.药墨出现条状：

横条代表气血循环差或身体某部位动过手术，导致经络瘀堵；竖条代表经络瘀堵。e.药墨出现凹洞且乱：在脊柱说明阳气不足，在腰部命门区域说明有妇科（男科）疾病，在膝关节处说明有关节积液炎症，在腹部说明有妇科卵巢、盆腔疾病。在松烟墨膏外敷过程中会有不同的反应。热说明正在疏通经络。痒说明身体风邪重或血燥热。有水说明身体湿气重。痛说明身体有瘀。麻说明有痛症。无感觉说明寒气入骨。

⑤观墨：敷 40 ～ 50 分钟后揭下松烟墨膏，在患处加盖保鲜膜，患处能持续感受温度 1 ～ 3 小时，待无热感时即可取下保鲜膜（图 4）。

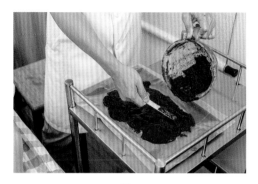

图 1

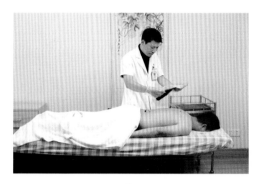

图 2

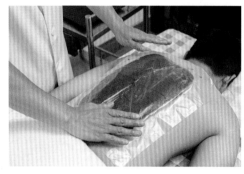

图 3

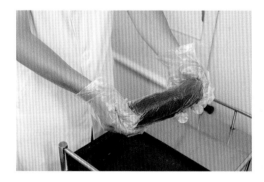

图 4

3. 治疗时间及疗程

每日敷 1 次，连续治疗 7 天为 1 个疗程，一般 2 个疗程后可见效。

4. 关键技术环节（注意事项）

长期不用时可以将墨膏装入密封袋中，放入冰箱速冻。敷松烟墨膏时间不少于 40 分钟，敷后再用保鲜膜覆盖 1 ～ 3 小时。操作过程中注意嘱患者防寒保暖，操作结束 4 小时后方可洗澡。

5. 适应证及禁忌证

（1）适应证

①骨关节病：颈椎病、腰腿痛、肩周炎、膝关节炎、类风湿性关节炎、老年性骨病、退行性关节病等。

②妇科及泌尿系统疾病：痛经、月经不调、不孕不育、产后头痛、阳痿、早泄等。

③消化系统疾病：慢性胃炎、肠炎、肠易激综合征、功能性消化不良等。

④神经系统疾病：非器质性疾病、头部相关疾病、气虚、阳虚及寒湿引起的瘀血症、睡眠障碍、气郁、慢性疲劳综合征。

⑤呼吸系统疾病：体虚易感人群、慢性支气管炎、痰湿症等。

⑥周围血管疾病：下肢静脉曲张、下肢静脉血栓。

⑦治未病（调理）：富贵包、免疫功能低下、阳虚体质、气虚体质、虚寒体质及亚健康状态。

（2）禁忌证

皮肤有破损、感染者；肿瘤、高血压病者；孕妇。

6. 技术操作时可能出现的意外情况及处理方案

（1）烫伤

①清洗：应该立即到水龙头用水轻轻冲洗烫伤部位，降低温度。

②冰敷：可以直接将冰袋敷在烫伤部位，效果比较好。冰袋的温度不能低过 5 ℃。如果烫伤的部位已起泡且破裂，就不能冰敷了。

③药物处理：直接在烫伤的部位抹金霉素眼药膏，能缓解烫伤后产生的疼痛感。

（2）根据水疱的具体情况，采取不同的处理措施

①水疱较小：如果水疱直径较小，或者未破溃、水疱张力较小，可以在冷水下进行冲洗或浸泡，缓解疼痛感，并涂抹烫伤膏，具有清热解毒、凉血生肌的作用，注意防止摩擦，以免造成水疱破溃、感染。

皮肤进行消毒，保持水疱周围皮肤清洁，或用浸湿万花油的敷料进行包扎，保持创面湿润，之后视水疱吸收情况来包扎。如果水疱直径过大，或在关节活动部位，有发生破溃的风险，需要用洁净的针轻轻挑破水疱，轻柔按压排出组织液，然后涂抹烫伤膏，或是红霉素软膏，预防伤口感染，之后将其包扎固定，定期换药直至痊愈。

（3）饮食调护

轻度烫伤饮食多为流质饮食，1 周后可将流质饮食改为半流质饮食，如肉末粥、鱼米粥、蒸蛋、面条等，以清淡、易消化的饮食为宜，少吃辛辣刺激性食物，如辣椒、姜、蒜等。

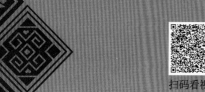

扫码看视频

壮医经筋挑刺疗法

（一）定义

壮医经筋挑刺疗法是基于十二经筋理论，结合壮医特有的"顺藤摸瓜""顺筋摸结"的手触经筋查灶技术，用三棱针挑刺病灶处而达到治疗目的的一种壮医外治诊疗技术。壮医经筋挑刺法源于壮族民间，现已逐步应用于广西各级医疗机构，获得了广大患者的认可。

（二）作用机理

壮医强调阴阳为本，天、地、人三气同步，以脏腑骨肉气血、"三道""两路"为主要的生理病理观，"三道""两路"的关键在于"通"，通则消百病。其中，"两路"是指维持人体生机、反映疾病动态的两条极为重要的内封闭道路，即龙路与火路；"三道"指谷道、气道、水道，主人体气血化生。龙路壮语称为"口罗隆"，为血液循行之道，中枢在心；火路壮语称为"口罗啡"，为体内传感之道，中枢在"巧坞"。"两路"的干路和支路构成网络遍布周身，在人体体表形成密布的网结，即穴位、经筋。"巧坞"主全身骨肉气血、内脏气血，火路沟通"巧坞"与全身内外的连接，助"巧坞"向全身传送信息。壮医经筋挑刺疗法遵循"以灶为穴"的取穴原则和"解结消灶"的治疗原则，用三棱针挑刺病灶处，挑刺前以生姜涂擦挑刺处，以改善局部循环、缓解痉挛肌群，挑刺后以茶油为介质按摩施术部位及其周围组织，加强祛风散邪之功效。此外，壮医经筋挑刺法用处理"塌方"的思路疏通龙路和火路，选择龙路、火路在体表的反应点（即压痛点或敏感点）和皮下反应点，以疏通经气、激发正气、驱邪外出为原则，通过治疗从而达到舒筋活络、通痹止痛、熄风止痉、理筋整复的功效。

（三）操作技术规范

1. 器械及材料准备

一次性外科手套（1副）、一次性三棱针、碘伏、生姜片（数片）、茶油（约10 ml）、医用棉签、创可贴（数贴）。

2. 技术操作

（1）壮医经筋查灶法

①全身性查灶：为了解患者全身经筋病变的整体情况，检查顺序宜从头开始，延及颈部、肩部、胸腹部、背腰部及四肢部。

②四肢痉挛部位的重点检查：双手检查的操作为左手协助固定诊查部位，右手运用拇指的指尖、指腹及与其余四指的合力，构成"弓钳手"，同时运用指力、腕力、臂力及身体重心对诊查部位依次做浅、中、深层次的探查，诊查以循、触、摸、按、切、拿、弹拨、推按、拔刮、钳掐、揉捏等手法进行，对比正常与异常的触觉，结合患者对手法探查所表现出的反应，可以识别阳性病灶是否存在及其表现的特征和病变的部位所在、与周围组织的关系等，以确定阳性病灶（图1、图2）。

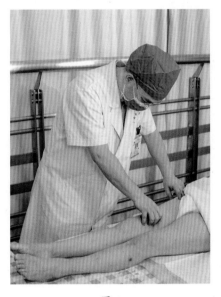 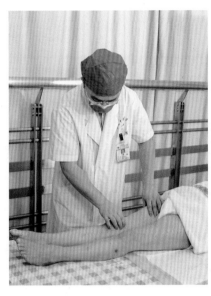

图1　　　　　　　　　　　　　　　　图2

③其他：在患者患侧上肢的肩、肘、腕、掌、指等关节，患侧下肢的髋、膝、踝关节等附近肌腱两端寻找筋结点和压痛点，依据患者对按压的疼痛敏感性，以及检查者手下是否有条索样触感或结节。

（2）操作程序

①评估患者：询问患者病史，进行体格检查。

②体位准备：嘱患者取合适体位，多数情况下取仰卧，根据治疗需要变换体位，充分暴露痉挛肢体。注意保护患者隐私，说明治疗目的以缓解患者的紧张情绪，使患者积极主动配合操作。

③确定挑刺点：根据痉挛情况采用壮医经筋查灶手法查找筋结点，挑刺点选择多

为火路、龙路网络在体表或皮下的反应点，反应点即筋结点（压痛点或敏感点）。确定挑刺点，于上肢肢体单侧选3～5个挑刺点，下肢肢体单侧选4～5个挑刺点。

④挑刺操作：医生戴一次性外科手套，用生姜片涂擦挑刺部位3～5下，再严格消毒皮肤。医生左手拇指、食指绷紧挑刺点部位皮肤，右手拇指、食指、中指并拢紧持三棱针刺入挑刺点，挑断少许纤维（粗大纤维必要时可以用小刀割断）；出针后左手在挑刺点轻微挤压使其有少量出血（图3、图4）。

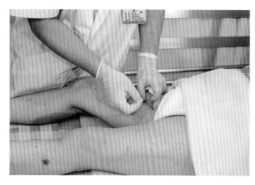 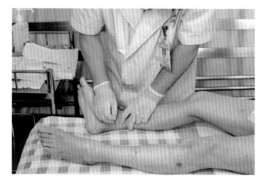

图3   图4

⑤出针：出针后无须止血，用创可贴覆盖挑刺处后轻微按压，以少许茶油涂擦挑刺部位周围局部，并用大拇指指腹揉按局部约10秒，在肌腹部位手法速度偏快，肌腱部位速度偏慢（图5）。嘱患者平躺休息，注意避风寒。

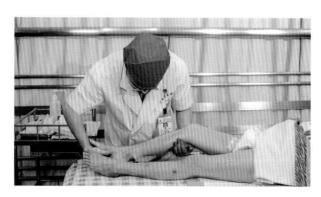

图5

3. 治疗时间及疗程

壮医经筋挑刺疗法的治疗时间为每周挑刺1次，4次为1个疗程，可治疗1～2个疗程。

4. 关键技术环节（注意事项）

①熟悉诊查部位、区域的生理结构状况。

②充分发挥拇指指尖及指腹的作用，并与指掌、其余四指配合，发挥指合力的功能及作用。

③双手必须密切配合，反复触摸、查找，以准确辨认阳性病灶。

④注意辨别真假阳性病灶，通过反复触摸、诊查并结合患者的反应和病史进行辨别，以查出"病灶"的真伪。

5. 适应证及禁忌证

（1）适应证

内科、外科、妇科、儿科、五官科疾病均适用。

（2）禁忌证

相关禁忌证如下。

①孕妇禁用或慎用。

②有出血倾向及患有严重过敏性、感染性皮肤病者禁用。

③溃疡、瘢痕或肿瘤部位禁用。

④过饥、过饱、大汗、极度疲劳、醉酒、情绪不稳定者禁用或慎用。

6. 技术操作时可能出现的意外情况及处理方案

①痛阈较低、对疼痛敏感者，针挑前使用麻醉枪局部麻醉挑刺点。

②操作过程中患者不可随意移动身体或过于紧张。

③操作中避开血管，注意观察患者的生命体征，若出现晕针、断针、出血、血肿等情况，应立即停止治疗并做好相应预案。

④如患者发生不良反应，应马上终止治疗并根据需要采取相应措施。

⑤针后无须特殊处理，挑刺后4小时内不可清洗挑刺部位，不可抓挠，防止感染。

⑥为防止感染，所有物品均为一次性使用。

壮医针刺疗法

（一）定义

壮医针刺疗法是在壮医理论和壮医临床思维方法的指导下，运用针具针刺人体一定的穴位或部位，以防治疾病的一种方法。

（二）作用机理

壮医针灸通过三道两路系统的传导发挥其治疗作用，通过针刺刺激三道两路在体表分布的穴位，畅通三道两路系统。一方面调节、激发或通畅人体之气血，损其偏胜，补其偏衰，使之正常运行，趋于均衡，与天、地之气保持同步；另一方面增强正气，提高人体抗病能力，加速邪毒化解或通过三道来排出体外，让气血恢复均衡，使疾病痊愈。

（三）操作技术规范

1.操作前准备

（1）治疗环境的准备

治疗室保持整洁，空气清新，光线充足，室内保持 24 ～ 26 ℃温度，注意保暖。

（2）用物准备

治疗盘垫治疗巾，内盛各种型号的一次性毫针、碘伏或 75% 酒精、棉签、弯盘、一次性利器盒（图 1）。

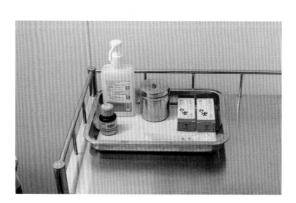

图 1

（3）患者准备

①核对医嘱。了解患者的相关情况，如当前症状、发病部位及相关因素。

②给患者做好解释工作，告知患者针刺过程中如出现头晕、目眩、面色苍白、胸闷、欲呕等属于晕针现象，应及时告知医生。针刺时可能出现疼痛、血肿、滞针、弯针等情况，患者不必紧张，医务人员会妥善处理。如有酸麻、胀痛、沉、紧、涩等感觉，属于正常针感。

③取合理体位。协助患者松开衣着，暴露施术部位，以方便操作，同时注意保暖。

2. 技术操作

（1）普通穴位针法

①选针。根据穴位所在部位肌肉情况，分别选用 0.25 mm × 25 mm 的一次性无菌毫针（1 寸针）或 0.30 mm × 40 mm 的一次性无菌毫针（1.5 寸针）。

②进针。快速无痛进针，进针后不提插，不捻转，不强求酸、麻、胀针感（图 2）。

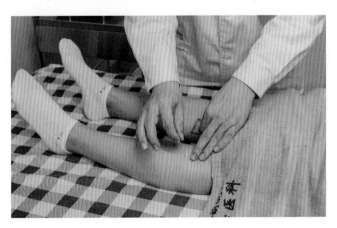

图 2

③留针。一般留针 30 分钟后出针。

④出针。将针轻柔地慢慢拔出。如果针孔出血，立即用消毒棉签按压止血。

（2）特殊穴位针法（脐内环穴天阴阳调气针法）

①选针。使用 1 寸针。

②取穴。以脐窝的外侧缘旁开 0.2 寸做一圆环，环线上均是穴位。将脐内环看成一个钟表，以脐中央（神阙穴）为钟表的中心，根据脏腑归属分别在 12 点时位、1 点 30 分时位、3 点时位、4 点 30 分时位、6 点时位、7 点 30 分时位、9 点时位、10 点 30 分时位八个点上取穴（图 3、图 4）。

③进针。进针前，嘱患者先做腹式吐纳运动，调整好呼吸，平稳情绪，消除紧张感，然后采用无痛进针。以脐为中心，向外呈 10° 角放射状平刺，进针深度约为 0.8 寸。

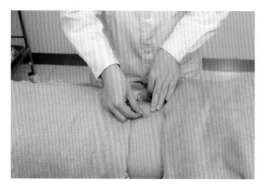
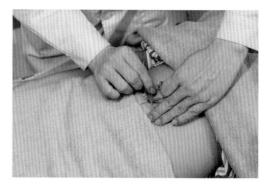

图 3　　　　　　　　　　　　　　　图 4

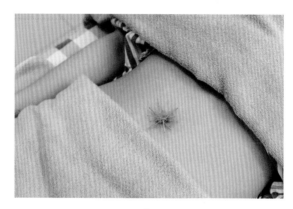

图 5

④调气方法。进针后医生将一手置于患者肚脐上方，距离约为 10 ～ 20 cm，嘱患者继续做腹式吐纳运动 3 ～ 5 分钟，直至感觉脐部出现温暖感。其间，如果患者身体的某个部位出现疼痛或其他不适，提示该处三道两路受阻，需在痛点加刺一针（图 5）。

⑤留针。一般留针 30 分钟。

⑥出针。将针轻柔地慢慢拔出。如果针孔出血，立即用消毒棉签按压止血。

3. 治疗时间及疗程

每次治疗时间大约 30 分钟；每 10 次为 1 个疗程；3 ～ 5 天 / 次。

4. 关键技术环节（注意事项）

①向患者做耐心解释，说明壮医针灸主张无痛及享受治疗，以消除患者紧张心理，让其放松心情，配合治疗。

②严格执行无菌技术操作。

③不宜取站立位治疗，以防晕针。

④准确取穴，正确运用进针方法，掌握好进针角度和深度，勿将针身全部刺入，以防折针。

⑤针刺中应观察患者面色、神情，询问有无不适反应，了解患者的心理、生理感受，发现病情变化，立即处理。

⑥起针时要核对穴位和针数，以免毫针遗留在患者身上。

⑦交代注意事项：术后避免立即剧烈活动。

5. 适应证及禁忌证

（1）适应证

适用于内科、外科、妇产科、小儿科、皮肤科、男科、眼科、口腔科、耳鼻喉科等临床常见病、多发病。

（2）禁忌证

①孕妇慎刺或慎用，怀孕3个月以下者，不能针刺下半身穴位；怀孕3个月以上者，全身均应禁刺。孕期亦禁刺手十甲穴等一些具有通龙路、火路作用的穴位。

②小儿囟门未闭合时，头顶部的穴位不宜针刺。

③皮肤有感染、溃疡、疤痕或肿瘤的部位，不宜针刺。

④有出血倾向或伤后出血不止者，不宜针刺。

⑤针刺心、肺、肝、肾、肠、膀胱（尤其是尿潴留胀大的膀胱）等重要脏器所居之处的穴位时不宜深刺，要严格掌握进针的深度、角度，以免出现医疗事故。

⑥针刺眼区、项部及脊椎部穴位时，要注意掌握进针的深度和角度，避免损伤重要组织器官。

⑦患者情绪紧张、不能配合治疗、饥饿、疲劳时谨慎采用针刺治疗。

6. 技术操作时可能出现的意外情况及处理方案

（1）晕针的处理

在针刺过程中患者突然出现精神疲倦、头晕目眩、面色苍白、恶心欲吐、多汗、心慌、四肢发冷，甚至血压下降、脉象沉细，或神智昏迷、扑倒在地、唇甲青紫、二便失禁，脉微细欲绝，为晕针。

①处理。对于出现精神疲倦、头晕目眩的轻症患者，应立即停止针刺，将针全部拔出，让患者去枕平卧，并给患者饮热开水或糖水，注意保暖，静卧片刻即能恢复。对于出现头晕目眩、面色苍白、恶心欲吐、多汗、心慌、四肢发冷，甚至血压下降、脉象沉细的较重症患者，应立即停止针刺，将针全部拔出，让患者去枕平卧，并指掐人中、内关、足三里等穴，艾灸百会、关元、气海等穴，苏醒后休息片刻，即可恢复。对于出现血压下降、神智昏迷、扑倒在地、唇甲青紫、二便失禁、脉微细欲绝的重症患者，经以上处理若仍不省人事，应考虑配合其他治疗及抢救措施，如吸氧、输液、升压、强心、兴奋呼吸等抢救措施。

②预防。注意室内通风，保持空气新鲜；对初诊、精神过度紧张及体弱者，应先

做好解释，消除其对针刺的顾虑；对饥饿、疲劳者，先令其进食，休息后再进行针刺；选择舒适卧位，选穴宜少，手法宜轻；随时注意观察患者的神色，及早发现晕针先兆，及时处理。

（2）血肿

针刺部位出现皮下血并引起肿痛称为血肿。

①处理。微量皮下出血而致小块青紫时，一般不需特殊处理，可自行消退。局部肿胀疼痛较剧，青紫面积较大时，冷敷止血。

②预防。仔细检查针具，熟悉解剖部位，针刺时避开血管，起针时立即用消毒棉签按压针刺部位。

（3）弯针

弯针是指在进针后，针身在体内发生弯曲的现象。

①处理。针身轻度弯曲，可将针缓慢退出；若针身弯度较大，应顺着弯曲方向将针退出；若由体位改变引起弯针者，应协助患者恢复原来体位，使局部肌肉放松，再行退针，切忌强行拔针。

②预防。注意手法指力应均匀，刺激不宜突然加强；体位舒适，勿随意更换体位，防止外物碰撞、压迫。

（4）滞针

针刺后出现针下异常紧涩，不能提插或捻转的现象时称滞针。

①处理。对惧针者，应先与患者交谈，分散其注意力；在滞针腧穴附近，进行循按、轻弹针柄后再起针。

②预防。对精神紧张者，应先做好解释，消除顾虑，操作时捻针幅度不宜过大，避免单向连续捻转。整理针具时，对不符合质量要求者，应剔去。

（5）折针

折针指在针刺过程中，针身折断在患者体内的现象。

①处理。发现折针，嘱患者不要移动体位，以防断针向深处陷入，用止血钳将断针夹紧拔出。

②预防。针具定期严格检查；针刺时勿将针身全部刺入，应留部分在体表。

（6）气胸

指针刺时误伤肺脏，空气进入胸腔，发生气胸。

①处理。给患者取半卧位，避免咳嗽，重症者及时转送急诊科行胸腔穿刺减压术、给氧、抗休克。

②预防。凡对胸、背部及锁骨附近部位的穴位进行针刺治疗时，应严格掌握进针角度、深度，留针时间不宜过长。

7. 壮医针刺疗法操作流程

壮医针刺疗法操作流程见图6。

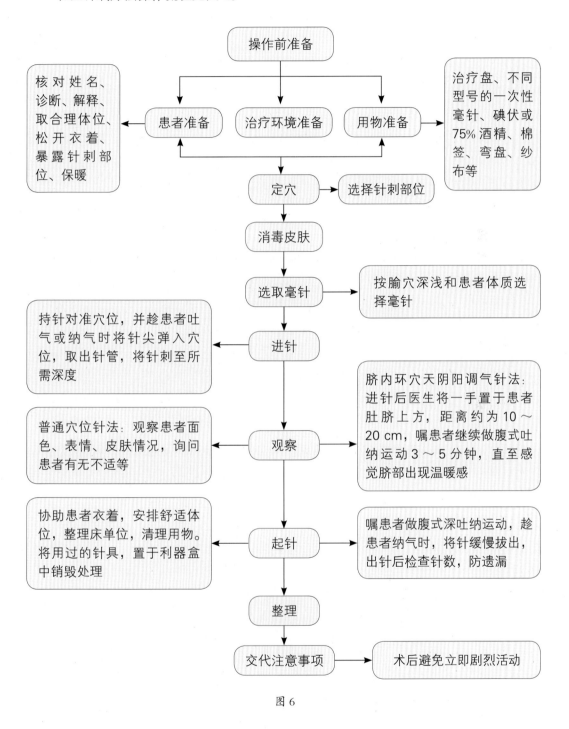

图6

扫码看视频

壮医水蛭疗法

（一）定义

壮医水蛭疗法是一种在壮医理论指导下采用人工无菌饲养的四代分裂水蛭进行叮咬一定部位进行治疗疾病的一种新型技术疗法。其主要作用在于水蛭叮咬过程中释放的水蛭素进入机体以达到祛瘀生新、通调道路的治疗作用。该疗法以其"简、便、廉、验"的特点，为广西地区民众的疾病预防、治疗及健康保障作出了巨大的贡献。

（二）作用机理

活血化瘀，通络止痛，活络消肿。

（三）操作技术规范

1.器械及材料准备

①医护人员详细询问，对患者的病情进行治疗前评估，把握好适应证。

②四诊合参并进行经络诊查，根据病情需要，结合经筋选穴原则，制定穴位处方，并循经取穴。

③医护人员向患者阐明治疗的目的、过程及体位，以期患者配合。

④选择相应的器械：消毒液、生理盐水或灭菌注射用水、换药碗、棉签、钳子、无菌手套、注射针头、人工无菌饲养的四代分裂水蛭（图1）。

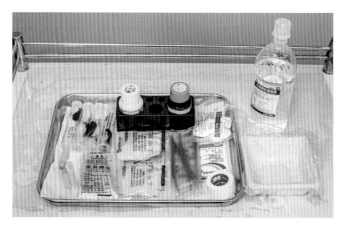

图1

2.技术操作

操作方法如下。

①醒蛭：从恒温箱中取出水蛭，置于生理盐水或灭菌注射用水中让水蛭苏醒。

②刺血（图2）：常规消毒皮肤，再用生理盐水棉球去除患者皮肤的消毒剂异味。佩戴手套，用注射针头在患者身上的选定穴位或部位快速浅刺0.2～0.3 cm，并放出一滴血。

③叮咬（图3）：将水蛭头对准选定部位，稍作停留，使其咬紧选定部位。

④用纱布覆盖水蛭（图4），仅露出其头部（必要时用胶布固定），记录水蛭开始叮咬的时间。

⑤脱蛭（图5）：用棉签蘸取75%酒精涂抹水蛭头、尾部吸盘令水蛭脱落至酒精中死亡。

⑥用碘伏消毒患者伤口2次，在伤口处撒止血粉，用无菌棉球正压按压3分钟，再用无菌方纱进行外固定。

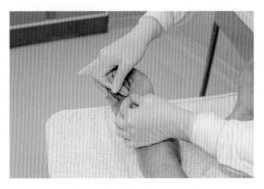

图2

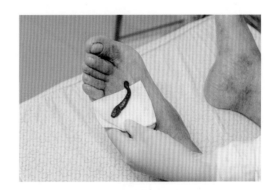

图3

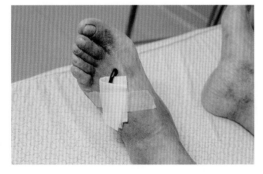

图4

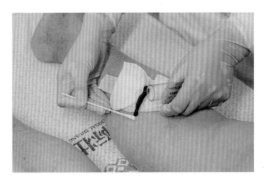

图5

3. 治疗时间及疗程

每次留蛭时间约为40分钟，水蛭疗法一般可起到立竿见影的效果，一次即可获效。若病情复杂，未能立即获效，可进行再次治疗。同一部位一周内治疗不超过两次，不同部位可隔日一次。

4. 关键技术环节（注意事项）

①术前要做好思想沟通工作，消除患者的思想顾虑，使患者与医生密切配合。

②针具及治疗部位应严格消毒，以防感染。

③要选择合适体位，原则是既要使患者舒适，又要便于施术操作。

④要熟悉解剖结构，避开动脉血管，切忌误刺。

⑤操作要熟练，力度要适中，手法要快、准、稳，针刺宜浅，要因人因病控制留置时间，对于虚症患者出血量不要过多。

⑥对于虚弱、精神紧张患者尽量采用平卧位，并在施术过程中密切观察患者的治疗反应，如出现眩晕等情况，立即让患者平卧饮适量温水，严重者可刺入中、内关等穴位治疗。

⑦如病已大减，则不应继续治疗，以免损伤人体正气。

⑧接受水蛭疗法的患者应在比较安静的情况下进行，在醉酒、过饱、过饥、过渴、大怒、大惊等情形下，人体气血易出现逆乱，不但对治疗无益，还易出现眩晕等反应。治疗结束后，由于邪气方去，正气未复，也不宜醉酒、过饱、过饥、过渴、大怒、大惊，以免影响治疗效果。

5. 适应证及禁忌证

（1）适应证

①中风、痛风、闪挫或跌倒而致局部瘀血肿胀、术后局部组织血肿等急性病。

②头痛、眩晕、失眠、腹痛、腰痛、便秘、痹证、哮喘等内科疾病。

③伤口感染、化脓或迁延不愈者。

④痤疮、荨麻疹、湿疹、扁平疣、黄褐斑、银屑病和带状疱疹等皮肤科疾患。

（2）禁忌证

①体质虚弱、贫血、低血压者。

②孕妇或有习惯性流产者，女性经期最好不要施用刺血疗法。

③大出血后或一切虚脱症。

④血友病、血小板减少性紫癜等凝血机制障碍者。

⑤血瘤（静、动脉瘤）。

⑥传染病患者和心、肝、肾功能损害者。

⑦虚证、虚寒证及寒证患者慎用。

6. 技术操作时可能出现的意外情况及处理方案

（1）眩晕

原因：患者因精神紧张、疲劳、空腹饥饿导致的一种突发、短暂而完全性的意识丧失。

处理：术前要做好解释工作，消除患者顾虑；出现眩晕时应立即停针止血，让患者平卧休息，适当饮温开水、红糖水、葡萄糖水；严重者，可用艾灸百会穴，或用针刺或点按人中、合谷、足三里等穴位。

（2）出血时间长

原因：水蛭素作用下局部凝血功能减退。

处理：可用消毒纱布作局部加压止血。

（3）感染

原因：多因操作时消毒不严格引起。

处理：严禁在感染部位和该血管附近再进行刺络刺血，局部可贴敷上消炎膏药，严重者可口服消炎药。

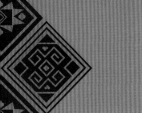

扫码看视频

壮医莲花针拔罐逐瘀疗法

（一）定义

壮医莲花针拔罐逐瘀疗法是在壮医独特理论的指导下，使用具有浓厚壮医文化色彩的壮医莲花针在特定的道路体表网络（穴位）进行叩刺，再施以抽气罐在叩刺部位吸拔并留罐，以排出局部瘀滞之气血的一种特色疗法。

（二）作用机理

壮医莲花针拔罐逐瘀疗法集合壮医针挑疗法、刺血疗法、拔罐疗法的优点于一身，融穴位叩刺、放血和拔罐三重效应于一体，通过针具的穴位刺激、排出瘀血和病血及局部负压充血，通畅龙路、火路，调整三道两路功能，恢复气血平衡，使天、地、人三部之气复归同步运行而达到治疗目的。

（三）操作技术规范

1. 器械及材料准备

①操作前应检查好针、罐，莲花针必须无钩无锈，针根必须牢固，以防叩刺时滑动。对有弯曲、锈蚀、有钩等不符合要求的皮肤针具应剔除不用，根据部位不同选用大小合适的真空抽气罐，如肌肉较丰满，面积宽广者，可选择较大的抽气罐，反之择较小的抽气罐。

②备好抽气枪及足够数量、大中小号、经严密消毒过的真空抽气罐，莲花针1支（个人专用，置于75%酒精浸泡筒内浸泡10分钟），棉签，碘伏，治疗盘垫治疗巾，弯盘1个（内放无菌纱布数块）。一次性手套1副，中单或大浴巾1条，装有消毒液的水桶1个（图1）。

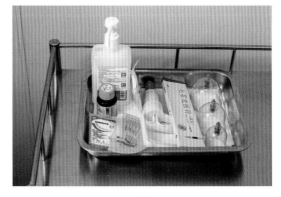

图 1

2. 技术操作

①备齐用物携至患者身旁。

②按医嘱选择拔罐部位。

③用纱布清洁治疗部位皮肤。

④用碘伏消毒施术部位皮肤，消毒直径大于施术部位 1 ～ 2 cm。

⑤右手握莲花针柄尾部，食指在下，拇指在上，针尖对准叩刺部位，用腕力借助针柄弹性将针尖扣打在皮肤上，反复进行。叩打时针尖应垂直，避免勾挑。根据患者的病情使用不同的力度，叩刺手法分为轻手法和重手法两种。轻手法为轻轻腕叩刺，重手法为稍加用力叩刺，两者均有一定痛感，以询问患者能耐受为度，叩刺次数视病情而定，患者觉痛者少叩刺，觉舒适者可多叩刺，以局部微微渗血为好（图 2）。

⑥叩刺完毕，左手将真空抽气罐扣压在叩刺部位（罐口大于叩刺部位），右手持真空抽气枪连接真空罐气嘴进行，使罐内形成负压，抽气次数，以询问患者能耐受为度，然后撤枪，留罐 10 ～ 15 分钟，盖上中单或大浴巾（图 3、图 4）。

⑦起罐时将气罐活塞拔起，然后把罐向一侧倾斜，让空气进入罐内，同时让瘀血流入罐内，慢慢将罐提起，放入消毒液中浸泡，用无菌纱布擦拭所拔部位，防止瘀血流下，污染皮肤和衣服，起罐完成后，用无菌纱布擦拭所拔部位皮肤，再次用碘伏消毒所拔皮肤部位（图 5）。

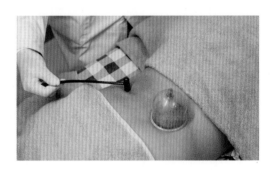

图 2

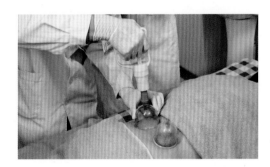

图 3

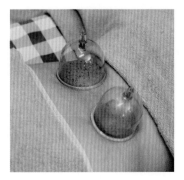

图 4

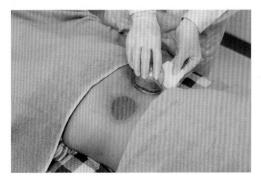

图 5

⑧治疗结束，协助患者整理衣着，整理床单位，安排舒适的体位，并嘱患者稍作休息。

⑨用过的气罐浸泡清水冲洗干净后送消毒供应室。

3. 治疗时间及疗程

应根据疾病的不同灵活掌握疗程长短。急性病疗程宜短，慢性病疗程宜长。一般施术间隔时间为 3 ～ 5 天，10 次为 1 个疗程。一些慢性病，如带状疱疹后神经痛，还需继续治疗，以利于巩固疗效，疗程视患者病情而定。

4. 关键技术环节（注意事项）

①莲花针叩刺使用腕力并借助针柄弹性轻轻叩击，用力均匀，由内向外，叩刺范围应小于罐口。

②在叩刺过程中，密切观察患者表情，并亲切询问是否能承受。总而言之，以患者能耐受为度，如出现晕罐应立即停止治疗，并根据病情抢救。

③做到一人一针，防止交叉感染。

④治疗结束，协助患者整理衣着，整理床单位，安排舒适的体位，并嘱患者稍休息。

⑤嘱咐患者施术部位 4 小时后可用温水冲洗，避免冷水或化学制品刺激。

5. 适应证及禁忌证

（1）适应证

适应证范围广泛，举凡内科、外科、皮肤科、妇产科、小儿科、眼科、口腔科、耳鼻喉科等，凡因瘀血、湿气、毒素等阻滞所致的各种痛症、皮肤病等，如带状疱疹后神经痛、痛风性关节炎、瘀血型偏头痛、变应性鼻炎、腰肌劳损、腰腿痛、颈椎病、肩周炎、慢性荨麻疹、湿疹等。

（2）禁忌证

孕妇、高热抽搐及凝血机制障碍者；局部皮肤有破溃、疤痕、高度水肿及浅表大血管处禁用；血液病患者慎用；过度疲劳、饥饿或精神高度紧张的患者慎用。

6. 技术操作时可能出现的意外情况及处理方案

（1）水疱

如局部出现小水疱，可不必处理，勿使其破裂，3 ～ 5 天即可吸收自愈；如水疱过大，用注射器从水疱下方穿入，将渗出液吸出后，从原穿刺孔注入适量庆大霉素注射液，并保留 5 分钟，再吸出药液，外用消毒敷料保护，3 ～ 5 天可痊愈。

（2）晕针

对于出现精神疲倦，头晕目眩的轻症患者，应立即停止施针，让患者去枕平卧，给饮热开水或糖水，注意保暖，静卧片刻即能恢复。

对于出现头晕目眩、面色苍白、恶心欲吐、多汗、心慌、四肢发冷，甚至血压下降、脉象沉细的较重症患者，应立即停止施针，让患者去枕平卧，指掐或针刺人中、内关、足三里等穴，艾灸百会、关元、气海等穴，苏醒后休息片刻，即可恢复。

对于出现血压下降、神智昏迷、扑倒在地、唇甲青紫、二便失禁、脉微细欲绝的重症患者，经以上处理若仍不省人事，应考虑配合其他治疗及抢救措施，如吸氧、输液、升压、强心、兴奋呼吸等。

（3）施针部位不慎被抓破

破溃面积较小者应用碘伏涂抹消毒，较严重者予换药处理。

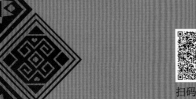

扫码看视频

壮医玫瑰透穴灸法

（一）定义

壮医玫瑰透穴灸法是在壮医理论和壮医临床思维方法的指导下，运用针具针刺人体的脐内环穴，进行吐纳调气后再在脐周铺予玫瑰花瓣、姜渣和艾绒施灸的方法。

（二）作用机理

壮医玫瑰透穴灸法是在壮医天阴阳针法的基础上，结合使用玫瑰花、艾绒、小黄姜的灸法。壮医天阴阳针法可以调气理血；玫瑰花，理气和血、散瘀，疏肝醒脾；小黄姜温阳祛湿；艾绒温经通络。通则不痛，天、地、人三部之气同步运行，三道两路调畅，疾病可愈。

（三）操作技术规范

1. 器械及材料准备

碘伏 1 瓶、棉签 1 包、0.25×25 mm 一次性无菌针灸针 1 盒、95% 酒精 1 瓶、打火机 1 个、止血钳 1 把、棉球 1 包、医用托盘 1 个、一次性 40×60 cm 治疗巾 2 张、大小约 120×60×1 cm 大浴巾 2 张、宣纸 1 张、新鲜小黄姜渣 1.5～2.5 kg、艾绒 1 包、干玫瑰花瓣 1 包等。

2. 技术操作

（1）壮医天阴阳针法

嘱患者先取仰卧位，充分暴露腹部，嘱患者始终保持缓慢腹式呼吸，待患者气息平稳后，选择脐内环穴进行常规消毒，以脐中央为中心，医生用左拇指指甲重切穴位，并乘患者吐气时将针尖迅速刺入穴位，向外与皮肤呈 10° 角放射状平刺（图 1），静候片刻，待其再吐气时将针再深刺 1/3；再停片刻，待再吐气时将针刺至所需深度，运针进行吐纳施补。

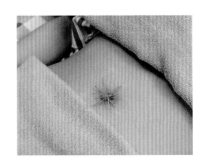

图 1

（2）施灸

①施灸部位：上缘以谷线穴（在剑突尖端与脐窝中点连线的中点，做一条与腹部

正中线垂直的连线，两端距前正中线 4 寸，此横线上均为穴位）上 2 cm 为边界，下缘以下关元穴（于脐下 3.5 寸，即关元穴下 0.5 寸处取之）下 2 cm 为边界，左右缘以乳行穴（位于胸腹正中心旁开 4 寸，上平胸骨柄上缘，下平耻骨联合上缘，共 20 穴）外 2 cm 为边界，将大浴巾折叠成高约 3 cm 的高度，以脐为中心围成凹槽，覆盖施灸部位（图 2）。

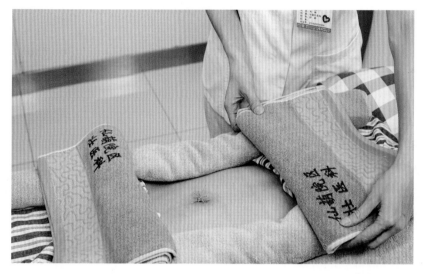

图 2

②铺宣纸：将宣纸覆盖在玫瑰花瓣及针上，平铺于凹槽中，覆盖范围达到施灸部位（图 3）。

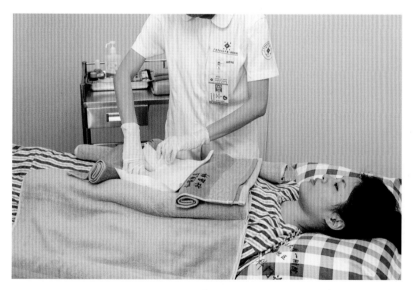

图 3

③铺玫瑰花：将干的玫瑰花瓣，平铺于施灸部位（图4）。

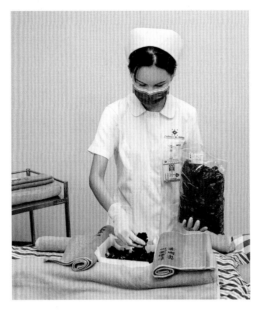

图4

④铺姜渣：将小黄姜渣平铺在宣纸上，松紧度适中，厚度约2 cm（图5）。

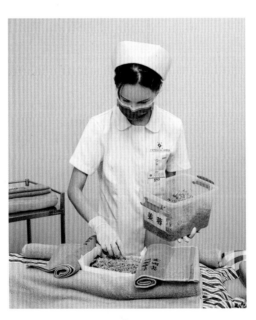

图5

⑤铺艾绒：在小黄姜渣上平铺一层厚度约0.5 cm的艾绒（图6）。

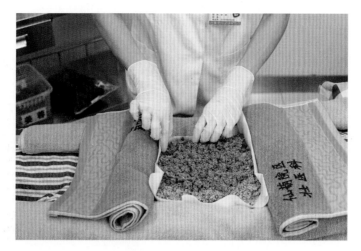

图 6

⑥点火：以 2 cm 为间隔点，将艾绒点燃（图 7），勿吹旺其火，让其自行燃烧殆尽。艾绒燃尽后，直接在其上面再放一层艾绒，重新点燃复灸。用同样的方法施艾绒灸 3 次即 3 壮。

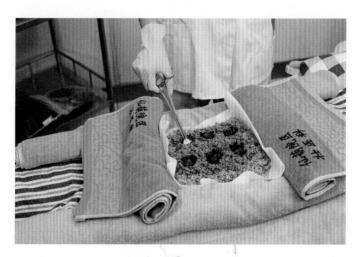

图 7

⑦灸后处理：直至 3 壮艾绒全部灸完，而且患者觉得腹部已无温热感时，将玫瑰花瓣、小黄姜渣及燃毕的艾绒全部移去，出针，擦拭干净施灸部位的皮肤。

3. 治疗时间及疗程

每周 1 次，每次一般需要 1 ～ 1.5 小时，7 ～ 10 次为 1 个疗程。

4. 关键技术环节（注意事项）

①向患者做耐心解释，说明壮医针灸主张无痛及享受治疗，以消除患者的紧张心

理，使其放松，配合治疗。

②严格执行无菌技术操作。

③针刺和施灸时应观察患者的面色、神情，询问其有无不适反应，了解患者的心理、生理感受，发现病情变化，应立即处理。

④注意姜渣的温度，宜加热至40℃左右再铺灸。

⑤交代注意事项：嘱患者术后避免立即剧烈活动。

5. 适应证及禁忌证

（1）适应证

临床适用于治疗焦虑抑郁、神经衰弱、睡眠障碍、痛经、慢性胃肠炎、胃下垂、子宫脱垂、痔疮、自汗、盗汗、带下、梦遗、滑精等疾病，也可以用于美容。

（2）禁忌证

①孕妇慎刺或慎灸。怀孕3个月以下者，不能针刺下半身穴位；如怀孕3个月以上者，下腹部及腰骶部不宜灸，全身均应禁刺。

②皮肤大血管处、心脏部位不要灸，眼球属于颜面部也不宜灸。

③皮肤有感染、溃疡、化脓、疤痕或肿瘤的部位，不宜针刺、艾灸。

④有出血倾向或伤后出血不止者，不宜针刺、艾灸。

⑤患者因情绪紧张，不能配合治疗，或过劳、过饱、过饥、醉酒、惊恐的患者，应采取相应措施，不应立即施行针刺、艾灸治疗。

⑥艾灸主要借温热刺激来治疗疾病。因此，对于外感温病、阴虚，内热、实热证的患者，一般不宜施灸。另外，传染病、高热、昏迷、抽搐，或极度衰竭，形瘦骨立，呈恶病质之垂危状态，自身已无调节能力者，亦不宜施灸。

6. 技术操作时可能出现的意外情况及处理方案

（1）晕针

在针刺过程中患者突然出现精神疲倦，头晕目眩，面色苍白，恶心欲吐，多汗，心慌，四肢发冷，甚至血压下降，脉象沉细，或神智昏迷，扑倒在地，唇甲青紫，二便失禁，脉微细欲绝为晕针。

①处理。对于出现精神疲倦、头晕目眩的轻症患者，应立即停止针刺，将针全部拔出，让患者去枕平卧，给患者饮热开水或糖水，注意保暖，静卧片刻即能恢复。对于出现头晕目眩、面色苍白、恶心欲吐、多汗、心慌、四肢发冷，甚至血压下降、脉象沉细的较重症患者，应立即停止针刺，将针全部拔出，让患者去枕平卧，指掐人中、内关、足三里等穴，艾灸百会、关元、气海等穴，苏醒后休息片刻，即可恢复。对于出现血压下降、神智昏迷、扑倒在地、唇甲青紫、二便失禁、脉微细欲绝的重症患者，经以上处理若仍不省人事，应考虑配合其他治疗及抢救措施，如吸氧、输液、升压、

强心、兴奋呼吸等抢救措施。

②预防。注意室内通风，保持空气新鲜；对初诊、精神过度紧张及体弱者，应先做好解释，消除对针刺的顾虑；对饥饿、疲劳者，先令其进食，休息后再进行针刺；选择舒适卧位，选穴宜少，手法宜轻；随时注意患者的神色，及早发现晕针先兆，及时处理。

（2）水疱和灸疮

烫伤可出现皮肤潮红或水疱，局部有辣痛感。灸后起疱化脓后就会形成灸疮。

①水疱的处理。如果是很小的疱可以自行吸收，也可外涂紫药水以保护创面，大的水疱用无菌注射器抽干，再涂抹烫伤膏，也可用消毒后的针刺破水疱，排出水液，外涂紫药水或湿润烧伤膏。

②灸疮的处理。灸疮形成后要避免感染，每天在灸疮周围用75%的酒精棉球消毒，用干棉球吸干表面的脓液。不可以清理脓苔，否则不仅会引起灸疮疼痛，并且还会阻碍脓液外渗。如果发现灸疮有不断扩大的趋势，脓色由淡白色变为黄绿色，而且有恶臭味。可以先用双氧水冲洗，之后用消炎膏或生肌玉红膏涂贴。

③预防。施灸时火候不宜太猛，时刻观察患者的状态，保持适合患者的温度。

（3）晕灸

晕灸是不多见的一种艾灸不良反应，多为轻症，但也有较严重的应引起注意。对于轻度晕灸应迅速停止施灸，将患者扶至空气流通处。抬高双腿，头部放低（不用枕头），静卧片刻即可。如患者仍感不适，给予温热开水或热茶饮服。重度晕灸马上停灸后平卧，如情况紧急，可令其直接卧于地板上，必要时，配合施行人工呼吸，注射强心剂及针刺水沟、涌泉等。

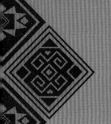

扫码看视频

壮医脐环灸疗法

（一）定义

壮医脐环灸疗法是在壮医理论和壮医临床思维方法的指导下，运用针具针刺人体的脐内环穴，进行吐纳调气后再在脐周铺予姜泥和艾绒施灸的方法。

（二）作用机理

壮医认为，脐是天、地、人三部之气的枢纽，而脐环穴通于火路、龙路、气道、水道、谷道。因此，壮医脐环灸可通调人体三道两路，使人体道路通畅，天、地、人三气同步，人体气血均衡，从而达到调气、补虚、解毒、祛瘀的功效。

（三）操作技术规范

1.器械及材料准备

碘伏、棉签、0.25 mm×25 mm 一次性无菌针灸针、95% 酒精、打火机、止血钳、棉球、医用托盘、一次性 40 cm×60 cm 治疗巾、大小约 120 cm×60 cm×1 cm 大浴巾、约 3 斤新鲜小黄姜泥、艾绒 1 包等。

2.技术操作

（1）壮医天阴阳针法

嘱患者先取仰卧位，充分暴露腹部，始终保持缓慢腹式呼吸。待患者气息平稳后，选择脐内环穴进行常规消毒，以脐中央为中心，分别在 12 时、1 时 30 分、3 时、

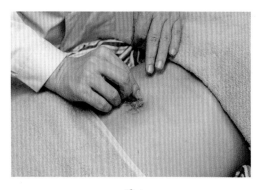

图 1

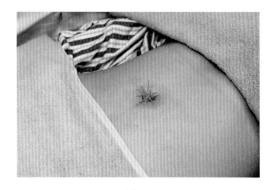

图 2

4 时 30 分、6 时、7 时 30 分、9 时、10 时 30 分这八点（脐内环八穴）上取穴，医生用左拇指指甲重切穴位，并乘患者吐气时将针尖迅速刺入穴位，向外与皮肤呈 10°角放射状平刺，静候片刻，待其再吐气时将针再深刺 1/3；再停片刻，待再吐气时将针刺至所需深度，运针进行吐纳施补（图 1、图 2）。

（2）施灸

①施灸部位：上缘以谷线穴上 2 cm 为边界，下缘以下关元穴下 2 cm 为边界，左右以乳行穴外 2 cm 为边界，将大浴巾折叠成高约 3 cm 的高度，以脐为中心围成凹槽，覆盖施灸部位（图 3）。

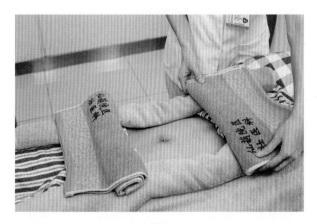

图 3

②铺宣纸：首先用一张宣纸平铺在凹槽中，覆盖在壮医脐内环针上，宣纸大小标准为 50 cm×25 cm，覆盖的范围要全部达到施灸部位（图 4）。

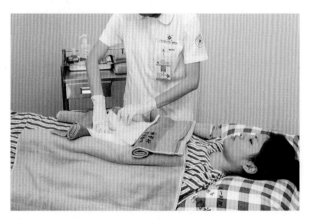

图 4

③铺姜泥：在宣纸上铺小黄姜泥，铺的范围也是要铺满施灸部位，松紧度适中，厚度约 2 cm（图 5）。

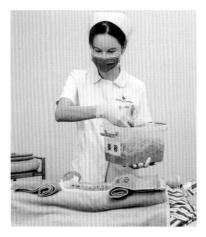

图 5

④铺艾绒：姜泥铺好后，在姜泥上面平铺一层艾绒，艾绒要全部覆盖姜泥，厚度约 0.5 cm（图 6）。

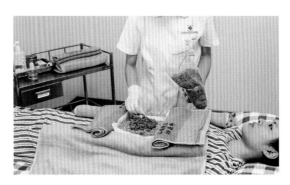

图 6

⑤点火：每间隔 2 cm 左右，将艾绒点燃，勿吹旺其火，让其自行燃烧殆尽。艾绒燃尽后，不用处理燃烧过后的艾绒，直接在上面再放上一层艾绒，重新点燃复灸（图 7）。以同样的方法施艾绒灸 3 次（3 壮）。

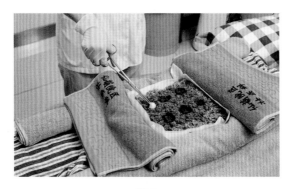

图 7

⑥灸后处理：直至 3 壮艾绒全部灸完，而且患者觉得腹部已无温热感时，将小黄姜泥及燃毕的艾绒全部移去，擦拭干净施灸部位的皮肤。如果在施灸过程中，某个部位比较烫，立刻将宣纸抬起，查看皮肤是否有水，如果有水用毛巾将其擦干，如果还烫就在灼热部位再垫一层宣纸。

3. 治疗时间及疗程

脐环灸每次治疗时间为 1 ～ 1.5 小时，每周接受治疗 1 ～ 2 次，视患者病情轻重而定，1 个月为 1 个疗程。

4. 关键技术环节（注意事项）

针刺脐环穴前，嘱患者始终保持缓慢腹式呼吸，使其气息平稳；针刺壮医脐内环穴时结合患者气息吐纳，运用壮医天阴阳针法；施灸前，姜泥的铺放应均匀，施灸过程中要均匀铺放艾绒，并随时询问患者感受，根据皮肤感受热度随时调整宣纸或浴巾厚度。

5. 适应证及禁忌证

（1）适应证

临床适用于治疗失眠、焦虑抑郁、神经衰弱、慢性胃肠炎、胃下垂、子宫脱垂、痔疮、自汗、盗汗、带下、梦遗、滑精等疾病。

（2）禁忌证

①孕妇禁做脐环灸。

②皮肤有感染、溃疡者，禁做脐环灸。

③有出血倾向或伤后出血不止者，不宜做脐环灸。

④患者情绪紧张或饥饿、疲劳时应采取相应措施，不应立即施行脐环灸。

⑤脐环灸主要借温热刺激来治疗疾病，因此，对于外感温病，阴虚、内热、实热证者一般不宜施灸。

⑥传染病、高热、昏迷、抽搐，或极度衰竭，形瘦骨立，呈恶病质之垂危状态，自身已无调节能力者，亦不宜施灸。

6. 技术操作时可能出现的意外情况及处理方案

（1）晕针

在针刺脐内环的过程中患者突然出现精神疲倦，头晕目眩，面色苍白，恶心欲吐，多汗，心慌，四肢发冷，甚至血压下降，脉象沉细，或神智昏迷，扑倒在地，唇甲青紫，二便失禁，脉微细欲绝为晕针。

对于出现精神疲倦、头晕目眩的轻症患者，应立即停止针刺，将针全部拔出，让患者去枕平卧，给患者饮热开水或糖水，注意保暖，静卧片刻即能恢复。

对于出现头晕目眩、面色苍白、恶心欲吐、多汗、心慌、四肢发冷，甚至血压下降、脉象沉细的较重症患者，应立即停止针刺，将针全部拔出，让患者去枕平卧，指掐人中、内关、足三里等穴，艾灸百会、关元、气海等穴，苏醒后休息片刻，即可恢复。

对于出现血压下降、神智昏迷扑倒在地，唇甲青紫、二便失禁、脉微细欲绝的重症患者，若经以上处理仍不省人事，应考虑配合其他治疗及抢救措施，如吸氧、输液、升压、强心、兴奋呼吸等抢救措施。

（2）灸疱

烫伤可出现皮肤潮红或水疱，局部有辣痛感。

如果是很小的疱可以自行吸收，也可外涂紫药水以保护创面；大的水疱用无菌注射器抽干，再涂抹烫伤膏，也可用消毒后的针刺破水疱，排出水液，外涂紫药水或湿润烧伤膏。灸后起疱，化脓后就形成灸疱。灸疱形成后要避免感染，每天在灸疱周围用碘伏棉球消毒，用干棉球吸干表面的脓液，不可以清理脓苔，否则不仅会引起灸疱疼痛，还会阻碍脓液外渗。如果发现灸疱有不断扩大的趋势，脓色由淡白色变为黄绿色，而且有恶臭味，可以先用双氧水冲洗，之后用消炎膏或生肌玉红膏涂贴。

（3）晕灸

晕灸是不多见的一种艾灸不良反应，多为轻症，但也有较严重的，应引起注意。对于轻度晕灸应迅速停止施灸，将患者扶至空气流通处。抬高双腿，头部放低（不用枕头），静卧片刻即可。如患者仍感不适，给予温热开水或热茶饮服。重度晕灸马上停灸后平卧，如情况紧急，可令其直接卧于地板上，必要时，配合施行人工呼吸，注射强心剂及针刺水沟、涌泉等。

瑶医刮痧疗法（马骨刮痧）

扫码看视频

（一）定义

瑶医刮痧疗法是广泛流传于瑶族民间的一种古老的外治疗法，是指用马骨为刮具（尤以马第三肋骨为佳）蘸茶油为介质进行直接反复刮动、摩擦患者体表皮肤相应部位。

（二）作用机理

通过刮痧刺激脊柱两侧的交感神经，可以调节身体内分泌扩张毛细血管，而皮下毛细血管破裂轻微出血，可以促进血液循环淋巴循环，达到促进白细胞增加及新陈代谢，消除上火造成的炎症，综合各种因素，可以达到增强免疫力及身体抵抗力，促进恢复的作用。而从中医的角度，上火导致湿毒在体内淤积，刮痧可以舒筋通络，行气活血，祛湿化瘀，从而达到扶正祛邪，防病治病的目的。

（三）操作技术规范

1.器械及材料准备

操作前准备：马骨、茶油（瑶山茶油）、治疗盘、治疗碗、75%的酒精、医用棉签、无菌纱布、治疗巾（图1）。

边缘钝且光滑没有破损的特制马骨。用小碗或酒盅1只，盛少许茶油，另备酒精棉球或干净毛巾（图2）。

刮痧部位：根据患者病情选择相应的经脉、腧穴进行刮痧，选经取穴原则及配穴方法与毫针刺法一样。如感冒选取背部督脉、膀胱经；抑郁症选取膀胱经、两侧胁肋部。

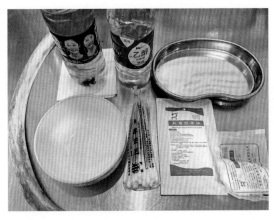

图 1

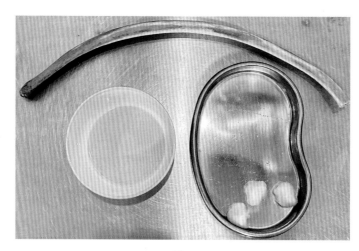

图 2

2. 技术操作

根据患者病情选取适当的体位，充分暴露刮痧选取的部位，用酒精棉球对刮痧部位进行局部消毒，或者用干净毛巾擦拭刮痧的部位。医护人员右手执刮痧工具。

年轻、体壮、新病、急病的实证患者用重刮，即刮拭按压力大、速度快。正常人保健或虚实兼见证患者用平补平泻法，即刮拭按压力中等、速度适中。刮拭部位要正确，只有根据不同的病证选取相应的穴位，刮痧的效果才会显著。

①施术部位。颈部、肩部、胸背部、腰背部、四肢等，依病情选择。

②操作顺序。总原则先胸腹后腰背，先上肢后下肢，逐步按顺序刮拭。

③操作方向。操作方向总原则为由上向下，由内向外，应单方向刮拭，尽可能拉长刮拭距离，背腰腹部应由上向下，逐步由里向外扩展，四肢宜向末梢方向刮拭。

④力度深度。刮痧的手法操作，关键在力度与速度的掌握和控制。"重而不滞，轻而不浮"是力度的要求，重了，可能会造成局部皮肤损伤，轻了，则达不到效果。"快而不滑，慢而不滞"是速度的要求，速度过快则不能渗透，速度过慢则达不到效果。

⑤马骨刮痧手法。直线法：用马骨在体表进行有一定长度的直线刮拭。此法宜用于身体比较平坦的部位，如背部、胸腹部、四肢部（图3）。弧线刮法：刮拭方向是弧线形，刮后体表出现弧线形的刮痕，操作方向多循肌肉走行或骨骼结构特点而定。此法宜用于胸背部肋间隙、肩关节和膝关节周围等部位（图4）。弹拨法：采用马骨中心段着力于条索状筋结处或特定的穴位处，做弹拨手法。每个部位宜弹拨3～5次。此法可用于拨散经络瘀滞部位。刮痧时间一般每个部位3～5分钟，最长不超过20分钟，以皮肤出现紫色痧点为宜。对于部分不出痧或痧点少的患者，不可强求出痧，以患者感到舒适为原则。

⑥刮痧完毕，用无菌纱布清洁皮肤，协助患者整理衣着，整理床单。

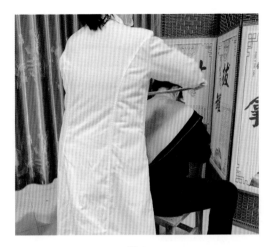

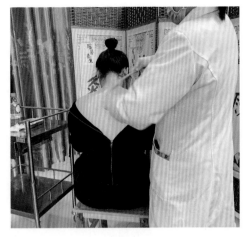

图 3   图 4

3. 治疗时间及疗程

根据患者病情，急性中病即止；慢性病症退痧后再刮，每周 1 次，2 ～ 3 次为 1 个疗程。

4. 关键技术环节（注意事项）

①刮痧部位出现疼痛、灼热感、痧点或瘀斑属于正常现象。

②刮痧后 6 小时内忌淋浴，刮痧部位注意保暖。

③操作过程中注意观察患者对刮痧手法的耐受情况，如有不适，及时调整手法或停止操作。

④未退痧之前，不宜在原处再行刮痧。

⑤刮痧过程中，如果出现操作部位皮肤干燥，需涂瑶药油后方可继续操作。

⑥刮痧过程中，如见头晕、面青、四肢发冷等情况，应停止刮痧，给予温开水。

⑦刮痧后清淡饮食，忌食肉类、蛋类荤腥食物。

⑧操作结束后，给患者饮一杯温开水，并嘱其休息 15 ～ 20 分钟后方可离开。

5. 禁忌证

①饱腹状态、饥饿状态或者是极度劳累、极度虚弱、大怒时禁用。

②皮肤破损、溃疡或化脓者禁用。

③严重器质性病变、严重心脏病及血液系统疾病的患者禁用。

④婴幼儿、妇女妊娠期及经期禁用。

⑤下肢静脉曲张局部禁用。

6. 技术操作时可能出现的意外情况及处理方案

①刮痧过程中若患者出现晕刮时应立即停止刮痧，让患者平卧，安抚患者情绪，

多喝温开水或者糖水。按患者人中，力度宜轻，避免出现局部水肿。

②刮痧后若患者出现乏力，要让患者喝温开水或糖水，平躺休息半小时以上。

③刮痧后若患者出现皮下出血肿胀，注意清理消毒刮痧局部，避免感染。

④刮痧后若患者出现皮肤破损，保持局部干爽清洁，局部消毒避免感染。

⑤刮痧后若患者回家出现不适，应立即就医。

瑶医杜闷倒（断肠草点烧疗法）

（一）定义

瑶医杜闷倒（断肠草点烧疗法）是利用植物的藤茎（常用的有大钻、小钻、麻风草、断肠草等）做原料，经过用童子尿将断肠草泡制九九八十一天，三阴三干加工炮制而成药棒（棍），在酒精灯上点燃药棒一端片刻后，熄掉明火，隔物间接地在一定的穴位上，施以适当的温热刺激，通过筋脉的传导作用而达到治病和保健目的的一种方法。

（二）作用机理

用童子尿将断肠草泡制九九八十一天，三阴三干后，点燃断肠草隔纸或隔姜来对患病部位进行快速点烧，使药物通过穴位渗透到毛孔，实现驱湿治病的目的。该疗法具有祛风除湿、温中散寒、回阳固脱、活血化瘀、通络止痛等功效，可调节人体免疫功能，调整机体盈亏平衡状态，从而使病体恢复正常。

（三）操作技术规范

1. 操作方法

一盏酒精灯（煤油灯、蜡烛、炭火等均可），一根 15～20 cm 长的药条、药枝或动物骨，把药条、药枝或动物骨一端放在酒精灯上燃烧（图1、图2、图3），明火熄后，把燃着暗火的药枝直接或间接灸灼在患部及穴位上并加以点烧（图4）；另一种方法是

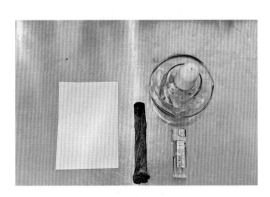

图1

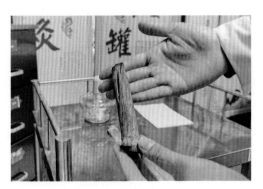

图2

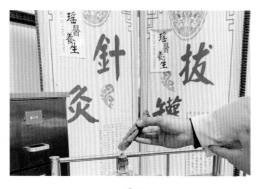
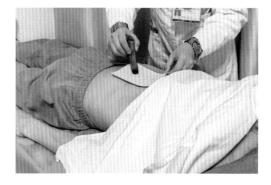

图 3   图 4

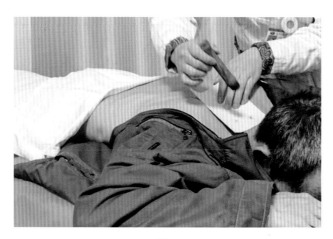

图 5

在穴位上来回熨灸（图 5）。

2. 关键技术环节（注意事项）

①对于过劳、过饱、过饥、醉酒、大渴、大汗、大惊、大恐、盛怒等的患者不宜应用。

②凡是外感温病，阴虚内热，实热证者一般不宜施灸。

③施灸后皮肤处出现红晕是正常现象。若热力过强，施灸过重，皮肤发生水疱时就应予以适当处理。

④可以正常洗澡，如有疮疡，擦澡时则应小心疮面，不要过久浸泡，不要洗脱结痂。

⑤要注意防止药火将牛皮纸烧透或点燃而灼伤患者或烧坏患者衣服。

⑥嘱患者要注意保持精神愉快，心情开朗，静心调养，戒色欲，勿过劳。清淡饮食，以助疗效。

3. 适应证及禁忌证

（1）适应证

头痛、痧症（风寒感冒）、中风后遗症、淋巴肿瘤、风湿痹症（类风湿性关节炎、颈腰椎痛、关节炎等）。

（2）禁忌证

①妊娠期妇女和婴幼儿禁用。

②皮肤感染者、自发性出血或损伤后不易止血者禁用。

③有脑血管、心血管、肝、肾等严重原发性疾病者禁用。

④对所有药物过敏者禁用。

⑤凡是外感温病，阴虚内热，实热证禁用。

⑥对于过劳、过饱、过饥、醉酒、大渴、大汗、大惊、大恐、盛怒者禁用。

⑦月经期妇女慎用。

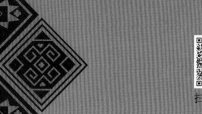

瑶药针竹罐疗法

（一）定义

瑶药针竹罐疗法是桂北瑶族地区所特有的一种治病方法，是瑶族外治的精华，是瑶族先民在与疾病长期的斗争中，充分利用瑶山金竹罐，将针刺疗法与金秀瑶族瑶药竹罐技法相结合，集针刺、竹罐、瑶药为一体的一种特色疗法。

（二）作用机理

瑶医认为，正气不足是疾病发生的内部因素，邪气外袭是发病的重要条件。当人体受到风、寒、暑、湿、燥、火、毒、外伤的侵袭或内伤情志后，即可导致脏腑功能失调，产生病理产物，如瘀血、气郁、痰涎、宿食、水浊、邪火等，这些病理产物又是致病因素。

针刺治病就是用针法作用于经络、腧穴，通过经气的作用，疏通经络，调理气血，从而排除致病因素，治愈疾病；拔罐时造成一种负压，使局部毛细血管破裂，局部产生瘀血，并产生自家溶血现象，部分红细胞、白细胞受到破坏，大量血红蛋白释出，并通过点刺出，从而达到良性刺激作用。同时在吸拔过程中，部分药液通过局部皮肤吸收，加上热熏作用，使局部穴位血管得到扩张，血液循环加快，改变周末血管充血状态，使神经得到调节，新陈代谢旺盛，营养状况得到改善，血管壁渗透性增强，增强了机体抗病能力和耐受力，因此，具有祛风祛湿、穿经走脉、散寒止痛、导滞散结等功效。另外，传统瑶药还具有活血祛瘀、祛风除痧、清热解毒的功效，这使瑶药针竹罐疗法独具特色。

（三）操作技术规范

1. 器械及材料准备

①一次性毫针，根据针刺部位选择不同长度的毫针。

②竹罐、电磁炉、不锈钢锅或其他锅具，消毒毛巾，长镊子、一次性毫针、一次性医用外科手套、复合碘皮肤消毒液、医用棉签、无菌纱布、棉球（图1）。

③竹罐准备：采用瑶山地道金竹特制，直径为 1.5～5 cm，长 6～8 cm 的竹管，一端留节做底，另一端做罐口，刮去青皮及内膜，厚薄适中，用砂纸磨光，制作后用

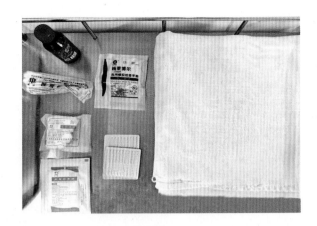

图 1

盐水煮好阴干，备用。

④药液准备：治疗前根据疾病配药，用纱布袋装好备用。临床常用感冒方（三姐妹、刺鸭脚、鸭仔风、双钩钻等），风湿方（大钻、小钻、九节风、麻骨风、下山虎、入山虎等），保健方（鸡血藤、三姐妹、透骨消、土牛膝、红九牛、血风藤等），加水浸药煮沸 20 ～ 30 分钟备用。

2. 技术操作

①煮罐：将竹罐投入药液中，煮沸 10 ～ 15 分钟备用（图 2）。

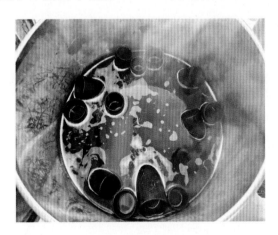

图 2

②摸经诊病：先用指法在病变经络探查痛点或反应点。局部常规消毒，手持一次性毫针，对准痛点快速进针（图 3），得气后留针。

③拔罐：根据拔罐部位选定大小合适的竹罐，捞出甩尽水珠（也可以迅速用折叠的消毒毛巾捂一下罐口，以便吸去药液，降低罐口的温度和保持罐内的热气），迅速扣拔或采用闪火法将罐吸拔于针刺的部位或穴位上（图 4），根据患者病情及部位

确定拔罐数量，留罐 5 ～ 10 分钟，其间询问患者的耐受情况。

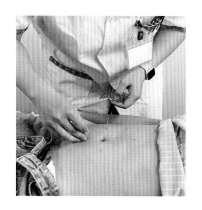
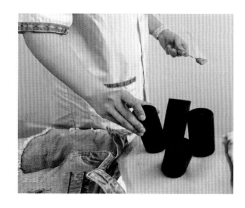

图 3   图 4

④起罐留针：按压罐边使空气进入（图 5），取下竹罐，再留针 10 ～ 15 分钟。

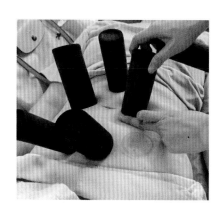

图 5

⑤起针：留针时间结束后，起针。施术后如有渗血，用医用棉签擦拭后按压 2 分钟。

3. 治疗时间及疗程

根据不同疾病及病情的轻重和病程的长短而定。一般急性病每日治疗 1 次，中病即止；慢性病隔日 1 次或每 2 ～ 3 天 1 次，5 ～ 7 次为 1 个疗程。

①留罐 5 ～ 10 分钟一次，夏季留罐时间应适当缩短，以免皮肤起水疱。

②拔罐数量根据病变部位范围大小、多少，辨证、辨病、辨部位取穴，一般选用 10 至 30 个，同一个部位 2 ～ 7 天拔罐一次（罐痕变浅或消失即可），5 ～ 7 次为 1 个疗程。

4. 关键技术环节（注意事项）

①拔罐时尽量甩干水珠以免皮肤烫伤。

②拔罐过程中不能随便移动体位，以免引起疼痛或竹罐脱落。

③针刺、拔罐时动作要轻柔，做好沟通，针刺得气后方能拔罐，起罐时不能硬拉竹罐。

④操作后 6 小时内不宜洗浴。

5. 适应证及禁忌证

（1）适应证

感冒、痧症、中风后遗症、风湿痹症（类风湿性关节炎、颈腰椎病、关节炎等）、亚健康等。

（2）禁忌证

①自发性出血或损伤后不易止血者，如血友病、白血病、紫癜。

②有脑血管、心血管、肝、肾等严重原发性疾病者。

③体质虚弱、极度消瘦，皮肤没有弹性者。

④精神病患者或精神高度紧张、狂躁不安、抽搐不能合作者。

⑤孕妇。

⑥以下部位不宜拔罐：拔罐部位皮肤破损溃烂，或有静脉曲张、癌肿者；口唇、眼、耳、鼻、乳头、疤痕、前后阴、心前区等部位；显浅动脉分布处，如腹股沟动脉搏动处、足背动脉搏动处、前上端两侧的颈动脉搏动处等部位；孕妇腰骶部、小腹部及合谷、三阴交等穴位。

⑦对药物过敏者不宜使用。

⑧对于过劳、过饱、过饥、醉酒、大渴、大汗、大惊、大恐、盛怒者禁用。

6. 技术操作时可能出现的意外情况及处理方案

①拔罐后一般局部呈现红晕或紫绀色（瘀血），为正常现象，会自行消退。如局部瘀血严重者，不宜在原位再拔。如留罐时间过长，皮肤会起水疱，小的不需处理，防止擦破引起感染；大的可以用针刺破，流出疱内液体，涂以龙胆紫药水，覆盖消毒敷料，防止感染。

②在应用针罐时，须防止肌肉收缩，发生弯针，并避免将针撞压入深处，造成损伤。胸背部腧穴均宜慎用。

③晕针：立即停止针刺，立即起针，扶持患者平卧；头部放低，松解衣带，注意保暖。轻者静卧片刻，给饮温开水，可加糖或食盐，即可恢复。若仍不能恢复，立即按人中、合谷、涌泉等穴位促进恢复；仍不能恢复者，立即采取西医抢救措施。

④晕罐：立即停止拔罐，扶持患者平卧；头部放低，松解衣带，注意保暖。轻者静卧片刻，饮温开水，可加糖或食盐，即可恢复。

养生健身功法

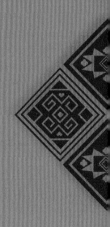

五禽戏

扫码看视频

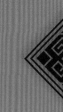

（一）意义

五禽戏，是东汉名医华佗在天道自然观的影响下，运用阴阳、五行、藏象及气血等相关的中医理论，以运动四肢关节、脊柱和按摩脏腑、经络为原则，并以养生、防病和治病为目的创编而成的一套传统导引养生术，又称华佗五禽戏。华佗创编五禽戏至今已有1800多年历史，是我国历史上流传最为久远的导引养生术。战国时期《庄子·刻意》云："吐故纳新，熊经鸟申，为寿而已。此道（导）引之士、养形之人，彭祖寿考者所好也。"《淮南子》中也提到："若夫吹呼吸，吐故纳新，熊经、鸟伸、凫浴、猿躩、鸱视、虎顾，是养形之人也。"湖南长沙马王堆汉墓中出土的帛画《导引图》中绘有多幅模仿熊、鸟、鹤、猿、猴、龙、鹞等动物神态进行锻炼的姿态图。华佗在吸收前人智慧的基础上，结合中医医理创编五禽戏，有关记载最早见于西晋陈寿所著的《三国志·华佗传》曰："吾有一术，名五禽之戏，一曰虎，二曰鹿，三曰熊，四曰猿，五曰鸟。亦以除疾，并利（蹄）足，以当导引。"而南北朝时范晔在《后汉书·华佗传》中的记载与此基本相同。陶弘景《养性延命录》的描述，每戏两动，共十个动作，分别仿效虎之威猛、鹿之安舒、熊之沉稳、猿之灵巧、鸟之轻捷，力求蕴含"五禽"的神韵。

（二）动作规范

1. 起势调息

步骤一：身体自然站立，两臂下垂，置于身体两侧，双脚并拢，目视前方，均匀呼吸，舌顶上腭，全身放松（图1）。

步骤二：身体重心稍向右移，左脚向身体左侧横跨半步，双脚与肩同宽，放松站立（图2），采用腹式呼吸，调吸数次。

步骤三：双手从身体两侧向前缓缓抬起，手臂自然伸直，掌心向上，意守捧气上行，当手臂约与胸同高时，双肘屈曲，掌心向身体内收，双肘自然下垂、向外扩，同时双掌缓慢向内翻转，并慢慢下按于腹前。呼吸运动与手臂的起落相随，手臂上抬时吸气，意守捧入自然清气；屈肘下按时呼气，意守呼出体内浊气。

步骤四：重复此动作 3～5 次，双手自然垂于身体两侧，目视前方，均匀呼吸，调息结束。

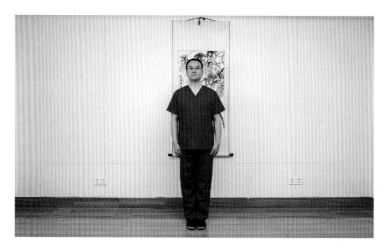

图 1

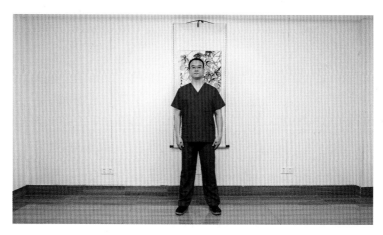

图 2

2. 虎戏

（1）基本手型

虎戏的基本手型为"虎爪"，练习时将五指向外撑开，虎口处尽量展开、撑圆，手指的第一、第二指节关节弯曲内扣，如老虎爪般威猛而充满力量。

（2）基本步法

虎戏的基本步法为"虎扑步"，练习时一脚向身体同侧迈出一步，脚跟着地，脚尖向上翘起，膝盖微屈；另一条腿微屈曲下蹲，以全脚掌着地，脚尖斜向身体外侧约45°；身体的重心以后脚为主，后脚七分力，前脚三分力。

①第一式：虎举。

步骤一：站立位，两脚分开，与肩同宽，全身放松；头微低向左，同时双手掌心向下撑，十指张开，变成虎爪状，并且目视左掌（图3）。

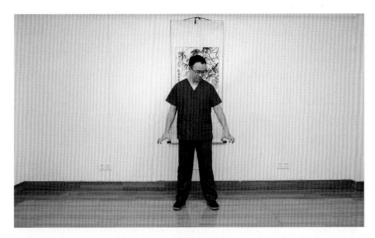

图 3

步骤二：手指以小指为先，其余四指依次弯曲握拳，攥紧拳头，然后肘关节屈曲，双手拳心相对沿着身体前缓缓上提，同时缓缓吸气（图4）。

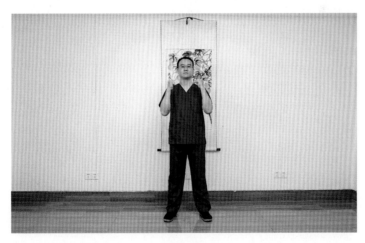

图 4

步骤三：待双拳移至平肩高时，手掌放松，打开十指，保持匀速上举至头上方并徐徐呼气，缓缓仰头，眼随手走；当手掌上升至极点后，手指再次弯曲变成虎爪，掌心向上（图5）；双掌上举时，要有伸经拔骨之感，身体保持垂直，犹如托起重物一般，目视双爪。

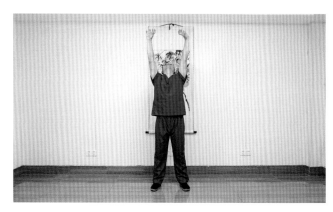

图 5

步骤四：虎爪以小指为先，其余四指依次弯曲握拳，攥紧拳头，拳心相对，然后屈肘缓缓用力下拉并缓缓吸气，目视双拳移动，至肩前高度，松拳为掌，配合呼吸吐纳方法，下落时徐徐呼气。

步骤五：双肘外展，掌心向下，沿着身体前缓缓下按至腹前并置于身体两侧，目视前方，全身放松。

本式动作左右连贯、交替重复数次后，双手自然下垂于体侧，目视前方。

②第二式：虎扑。

步骤一：站立位，两脚分开，与肩同宽，全身放松；双手握空拳，微屈膝下蹲，随着向前顶膝、顶髋、顶腹、仰头，身体逐步向后呈弓形并站直（图6）；两臂随空拳沿着身体两侧上提至头的前上方，同时双手由空拳变成虎爪并上举伸展，并撑然后目视前方。

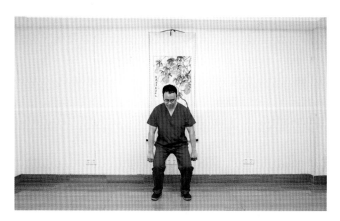

图 6

步骤二：身体缓缓弯腰前伸与双腿呈90°，双拳从肩前上方向上、向前扑出，虎爪状掌心向下，挺胸塌腰，头略抬，目视前方（图7）。

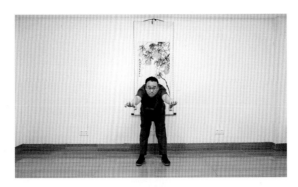

图 7

步骤三：双腿微屈曲、下蹲，身体重心在两脚中间，同时收腹含胸，双手呈虎抓拉回下按至身体两侧，掌心向下，目视前方。

步骤四：手形由虎抓变成空拳，身体随着向前顶膝、顶髋、顶腹、仰头，逐步向后呈弓形并站直，两臂随空拳沿着身体两侧上提至头的前上方，同时右腿站立，左腿屈膝提起，脚面内扣放松，双手由空拳变成虎爪并上举伸展，然后目视前方（图8）。

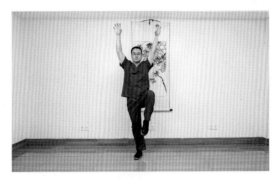

图 8

步骤五：左脚往前迈出一步落下，脚跟着地，右腿呈微屈膝下蹲，成左虚步，同时上体前倾，双虎爪迅速向前、向下按至膝前两侧，两臂撑圆，掌心向下，双目圆睁，目视左下方左足处，如虎扑食状（图9）。

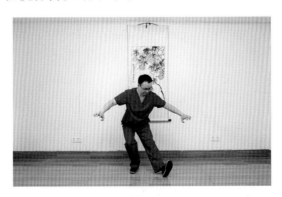

图 9

步骤六：以上动作稍停顿，然后上半身抬起，左脚内扣收回，双脚开步同肩宽站立，双手随之收回，自然垂于身体两侧，目视前方。

本式动作左右连贯、交替重复数次后，双手自然下垂于体侧，目视前方。

（3）养生内涵

虎戏，在中医五行中属于木，对应脏腑为肝，肝主藏血，在体合筋。虎戏中，虎爪的手形变化，当手由掌转换为虎爪，再转换为握拳之间，锻炼人体之经筋，并增强握力；虎举式中的步骤一至步骤五，双手在一紧一松、反复四次的用力过程中，促进了气血运行，习练时多有手臂的烘热感；肝宜疏散而不宜抑郁，虎举式中双手掌举起时尽量伸展、下落时自然放松，配合深长匀细的呼吸吐纳，有助于调理肝气，疏肝解郁；肝开窍于目，习练过程中眼随手走，目睛转动，虎扑式中双目自然平视与圆瞪相交替，有清肝明目之功，使眼睛明润光亮；虎戏与五季中的春季相对应，春季万物生长，习练中通过拉伸躯体、头颈、四肢，以求伸筋拔骨之感，亦锻炼了筋骨经脉。

3. 鹿戏

（1）基本手型

鹿戏基本手形为"鹿角"，手掌五指张开、伸直，同时中指、无名指弯曲内扣。

（2）基本步法

弓步，一腿向身体外侧斜45°迈出一步，同时膝关节弯曲成90°，迈出脚膝关节与脚尖上下相对，脚尖稍向内扣；另一腿自然伸直，全脚掌着地，脚跟稍向后蹬，身体要与地面垂直。

丁步，支撑腿站立，膝盖微屈，脚尖朝前，另一条腿屈膝，前脚掌着地，脚尖亦朝前，重心在支撑腿上。

①第一式：鹿抵。

步骤一：站立位，两脚分开，与肩同宽，全身放松；双腿微屈，身体重心落至右腿，呈左丁步站立；双手握空拳，双手臂向右侧摆起，右臂微屈，左臂屈曲，左拳面对着右前臂，至约与肩平，拳心向下，眼随手走，目视右拳（图10）。

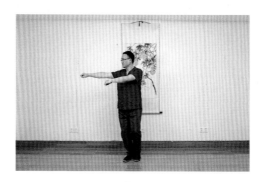

图 10

步骤二：左脚向左前方迈出一步，脚跟着地，重心向前移，左脚逐渐踩实，左腿屈膝向前，右腿随之蹬直，呈左弓步；身体向左尽量扭转，同时双空心拳转变成鹿角（图11），向左上划弧，掌心向外，左臂屈肘，前臂外展平伸，肘部抵靠左侧腰部；右臂上撑举至头前，头向后转目视右脚跟（图12）。

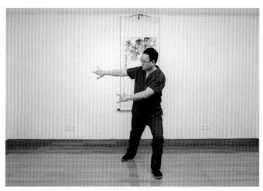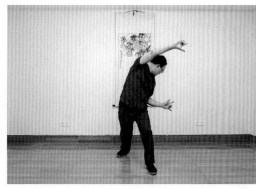

图 11　　　　　　　　　　　　　　　　　图 12

步骤三：以上动作稍停顿，身体向右旋转，同时双手向上、向右下划弧，落下时双鹿角转为握空拳并下落于体前，左脚收回，开步站立，目视前方。

本式动作左右连贯、交替重复数次后，双手自然下垂于体侧，目视前方。

②第二式：鹿奔。

步骤一：站立位，两脚分开，与肩同宽，全身放松；左脚向左前方迈出一步，重心随左膝屈膝前移，右腿随之蹬直，呈左弓步；同时双手握空拳，随着向前迈步而上提，并随重心前移而向前缓缓推出约与肩平，与肩同宽，拳心朝下，稍作停顿后突然屈腕如鹿蹄奔腾，目视前方（图13）。

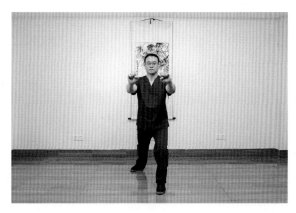

图 13

步骤二：身体重心向后坐，左膝伸直，全脚着地，同时右腿屈膝，低头，收腹，弓背，双臂随之内旋，两掌背相对、前伸，同时拳转换为鹿角（图14）。

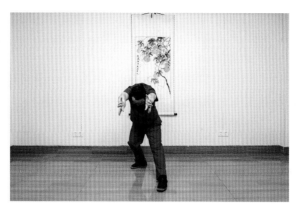

图 14

步骤三：身体重心前移，上身挺起，右腿缓慢蹬直，左腿屈曲，成左弓步，松肩沉肘，双臂外旋，鹿角转为空拳，拳心向下，目视前方。

步骤四：左脚内扣收回，双脚呈开步与肩同宽，双拳变掌，落于体侧，目视前方。

本式动作左右连贯、交替重复数次后，双手自然下垂于体侧，目视前方。

（3）养生内涵

鹿戏，在中医五行中属于水，对应脏腑为肾，肾主纳气，在体合骨。鹿戏动作中，鹿抵以腰部的左右旋转、侧屈、拧转为主，腰部在一紧一松的锻炼过程中，使肌肉筋骨得到了全面的自我按摩，而"腰为肾之府"，对腰部的自我按摩犹如对肾脏的按摩保养一样，具有益肾固精、强筋健骨的作用；鹿抵中伴随腰部的左右扭转，双手臂在保持"鹿角"手形的前提下，一肘部抵靠腰部，一臂上撑举至头前，左右反复，一张一弛，使心经、心包经经脉得到了牵拉锻炼，具有调理心血的功用，上下肢动作协调往返，使心肾两脏同时得到了锻炼，共享水火既济、宁心安神之效；鹿奔动作中的双臂内旋前伸，身体重心后坐，收腹弓背，而后身体放松，重心前移，此组动作先是对督脉的拉伸锻炼，而"督脉为阳脉之海"，故而具有振奋一身阳气、温阳益肾的作用，然后是其在弓背后坐与放松前移的过程中使腰部的腰阳关穴、命门穴、肾俞穴等穴位一开一阖，启动了穴位的开阖枢机，具有温肾助阳填精的功效。

4. 熊戏

（1）基本手型

熊戏基本手型为"熊掌"，除了拇指以外的其余四指并拢弯曲，不握紧，虎口撑圆，大拇指压于食指指端商阳穴。

（2）基本步法

弓步：一腿向身体外侧斜45°迈出一步，同时膝关节弯曲成90°，迈出脚膝关节与脚尖上下相对，脚尖稍向内扣；另一腿自然伸直，全脚掌着地，脚跟稍向后蹬，身体与地面垂直。

①第一式：熊运。

步骤一：站立位，两脚分开，与肩同宽，全身放松；双手握空拳为熊掌，拳眼相对，屈肘下垂，贴于下腹前约天枢穴部位，目视双拳（图15）。

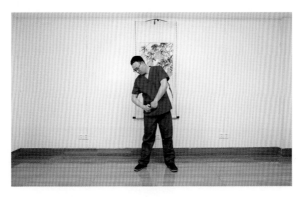

图 15

步骤二：含胸松腰，以腰、腹部为轴，上半身向左侧倾斜，按逆时针方向做耸肩放松的交替摇晃，双拳随着上身耸肩放松的交替摇晃经左下腹、左腹部外侧、左肋弓、剑突下、右肋弓、右腹部外侧、右下腹部画圈，双眼随着身体的摇晃而环视（图16）。

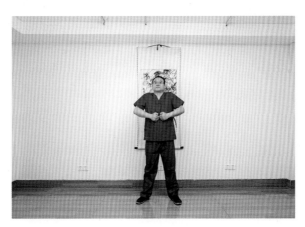

图 16

步骤三：双手握空拳为熊掌，拳眼相对，屈肘下垂，贴于下腹前约天枢穴部位，目视双拳（图17）。

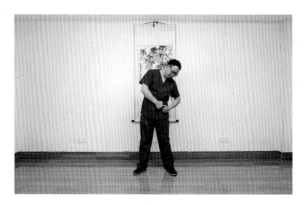

图 17

本式动作左右连贯、交替重复数次后，双手自然下垂于体侧，目视前方。

②第二式：熊晃。

步骤一：站立位，两脚分开，与肩同宽，全身放松；双掌变为熊掌，身体重心右移，左髋随之上提，带动左脚离地，同时左脚屈膝抬起，目视前方。

步骤二：身体重心向左前移，左脚向左前方迈步抬起向前蹬脚，身体放松向下落步，全脚掌同时踏实，脚尖朝前，右腿随之微蹬直呈弓步；身体向右转，重心前移，肘关节屈曲，两臂撑圆，左臂内旋、前靠，左拳摆至左膝前上方，拳心朝左，右拳摆至身体后，拳心朝后，头稍稍抬起，目视左前下方（图 18）。

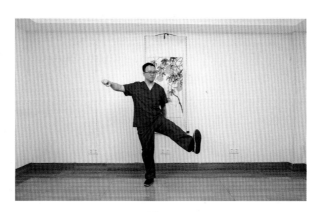

图 18

步骤三：身体向左转，重心后移后坐，右腿屈膝，左腿稍伸直，拧腰晃肩，带动双臂前后划弧形呈摆动状，右拳摆至身体前上方，拳心向下，左拳摆至身体后，拳心朝后，目视左前方（图 19）。

中医药壮瑶医药特色疗法

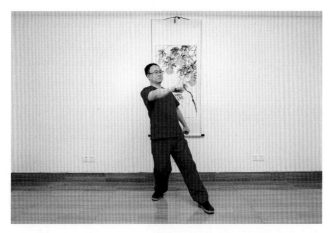

图 19

步骤四：身体再右转，重心前移，左腿屈膝，右腿微伸直，肘关节屈曲撑圆，左臂内旋、前靠，左拳摆至左膝前上方，拳心朝左，右拳摆至身体后，拳心朝后，目视左前方。右脚向前收回，与肩同宽，两臂撑圆（图20）。

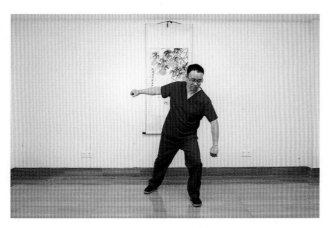

图 20

本式动作左右连贯、交替重复数次后，双手自然下垂于体侧，目视前方。

（3）养生内涵

熊戏，在中医五行中属于土，对应脏腑为脾，脾主运化，在体合肉。熊戏动作中，熊运练习时，以腰、腹部为轴做顺时针和逆时针的转动，对于脾经、胃经都起到很好的疏通作用；以腰、腹部为轴，双熊掌在腹部画圈，由任脉关元穴起，途经胃经天枢穴、脾经大横穴，再经任脉中脘回到关元穴，加强了腹内气血运行，同时通过在腹部、肋部的自我按摩，增强脾胃的消化助运功能，对于消化不良、腹部胀气、纳差纳呆、矢气便秘等都有很好的治疗效果；熊晃练习过程中两臂撑圆左右迈步，并带动身体左右摇晃，既带动两肋运动又促进了脾胃运转化物，以起到疏肝理气健脾之效。

5.猿戏

（1）基本手型

猿戏基本手型为"猿钩"，五指指腹捏拢，屈腕。

（2）基本步法

丁步，支撑腿站立，膝盖微屈，脚尖朝前；另一条腿屈膝，前脚掌着地，脚尖亦朝前，重心在支撑腿上。

提踵，双脚脚跟微提起，头部百会穴牵动身体垂直向上，同时收腹，提肛。

①第一式：猿提。

步骤一：站立位，两脚分开，与肩同宽，全身放松；双手自身体两侧移至体前，五指分开外拨，然后迅速屈腕、捏拢为猿钩。

步骤二：两前臂随屈肘带动两"猿钩"在体前上提至胸，同时耸肩、收腹、提肛、缩脖（图21），同时两脚脚跟提起，呈提踵态；然后头向左缓慢转动，目视身体左侧（图22）；配合呼吸，上提时吸气，转头时屏气；练习过程中耸肩、收腹、提肛、缩脖、提踵等动作，一气呵成，舒适到位。

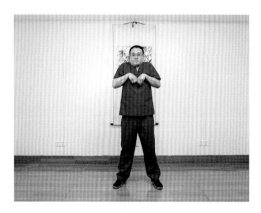
图 21

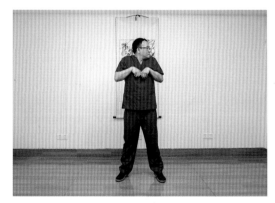
图 22

步骤三：头由左侧转正，脖子自然上伸，双肩放松下沉，送腹落肛，同时脚跟缓慢着地，两猿钩化掌下按，掌心向下，收于体侧，同时目视前方；配合呼吸，上接转头时屏气，下按时呼气。

本式动作左右连贯、交替重复数次后，双手自然下垂于体侧，目视前方。

②第二式：猿摘。

步骤一：站立位，两脚分开，与肩同宽，全身放松；左脚向左后方退一步变为右弓步，右掌向右前方摆起，掌心向下，左掌变猿钩置于左腰侧面，目视右掌（图23）。

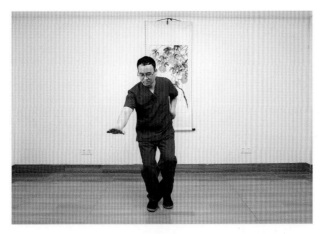

图 23

步骤二：身体重心后移，重心落于左脚并踏实，随之屈曲下蹲，右脚收回到左脚内侧，前脚掌着地，呈右丁步；同时右掌向下由腹前向左上方划弧至头部左侧，掌心向内，小鱼际向头侧；眼随手走（图24），头先随右掌移动转向左侧，再快速转头注视右前上方，犹如灵猴发现了右边树梢上的仙桃（图25）。

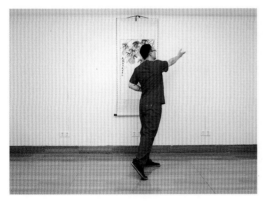

图 24

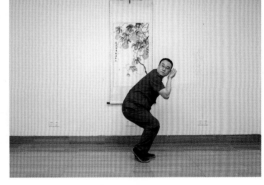

图 25

步骤三：右前臂内旋带动右掌，掌心向下，沿着身体左侧下按至左髋部外侧，目视右掌；右脚向右前方迈出一大步，身体重心向右移，右腿向上绷直，左腿随之蹬直，抬起左脚脚尖，脚尖点地；同时随身体向右侧转动，右掌自右下方划弧展开，左猿钩变掌随身体转动，向前上方划弧伸举、展开，并迅速屈腕、捏钩成采摘状，灵动自然；右掌则随右臂后展至右后方，并迅速屈腕、捏钩，掌心向下，稍低于左侧猿钩，头略微向上抬，目视左手（图26）。

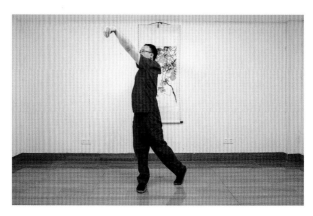

图 26

步骤四：左手猿钩变掌，将拇指屈曲于掌心后微握拳如握果实状，右手变掌，随身体重心下落、后移而自然收回；重心后移收回时，左腿屈曲下蹲，右脚收回至左脚内侧，前脚掌着地，呈右丁步，同时左臂屈肘随身体左转收回至头侧方，由拳变掌，掌心向上，掌根向前，掌指自然分开指向后方；右掌掌心朝前，随身体左转而向左前划弧收回，指向左肘部，目视左掌，犹如托起桃子一般（图 27）。

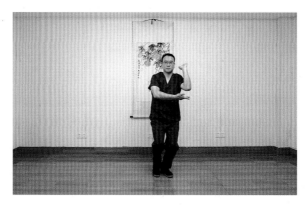

图 27

本式动作左右连贯、交替重复数遍后，左脚向体侧横开一步，与肩同宽，双腿直立，同时双手自然收回下落于体侧，目视前方。

（3）养生内涵

猿戏，在中医五行中属于火，对应脏腑为心，心主神志，在体合脉。猿戏中的猿提动作，吸气伴随着耸肩、收腹、提肛、缩脖、提踵，与呼气放松、下按相结合，在一紧一松之间对心脏起到了很好的按摩作用；猿提动作中对心脏的按摩，使心脉通畅、气血运行顺达，具有去心火而养心血的双向调节作用；心"为君主之官""主神志"的功能与西医学的大脑相似，猿摘动作轻松灵动，上下肢动作协调到位，既改善了全身血脉的循行，也使脑海得以满养，具有醒脑开窍之功。

6. 鸟戏

（1）基本手型

鸟戏的基本手型为"鸟翅"，五指伸直并拢，拇指、食指、小指向上翘起，无名指、中指并拢向下轻按。

（2）基本步法

提膝独立，单腿支撑，另一腿屈膝屈髋提起，小腿垂直于地面，脚面放松稍内扣。

后伸腿，单脚支撑，另一脚向后方悬起或者扣摆于支撑腿上，脚面微绷直。

①第一式：鸟伸。

步骤一：站立位，两脚分开，与肩同宽，全身放松；双腿微下蹲，重心下落，双掌置于腹前并相叠，指尖向前（图28），左右手相叠的位置随个人习惯而定。

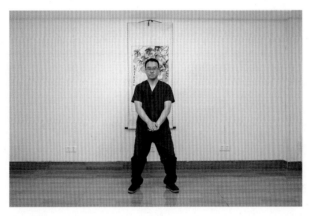

图 28

步骤二：交叠的双掌向上举至头部前上方，手臂自然伸直，掌心向下，手指朝前，双掌上举时吸气（图29），同时身体随之缓缓站立微向前倾，提肩、塌腰、挺腹，目视前方。

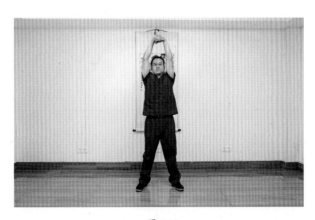

图 29

步骤三：双腿微屈，重心下落，同时交叠的双掌缓慢下按至腹前，双掌下按时呼气，目视双掌。

步骤四：身体重心右移，右腿向上蹬直为支撑腿，左腿向后上方伸直并抬起，同时交叠的双掌左右分开，掌变为鸟翅，并向身体两侧后方自然地摆起、展开，掌心向上，伸颈、抬头、塌腰、挺胸，同时吸气，目视前方（图30）。

步骤五：左脚自然回落，与肩同宽，双腿微微下蹲，重心下落，徐徐呼气，双鸟翅变掌，置于腹前并相叠，指尖向前，目视双掌，左右手相叠的位置随个人习惯而定。

本式动作左右连贯、交替重复数次后，双手自然下垂于体侧，目视前方。

②第二式：鸟飞。

步骤一：站立位，两脚分开，与肩同宽，全身放松；身体重心下落，双膝微屈曲，双掌变成鸟翅状收于腹前，掌心相对，目视双掌。

步骤二：右腿蹬直并独立站立为支撑腿，左腿屈膝抬起，小腿自然下垂，左脚尖稍绷直内扣，与此同时双臂呈展翅状，由腹前沿体侧向上举起，掌心向下，约与肩同高，肩膀放松柔软（图31），上举动作舒适缓慢，与呼吸配合，上举时缓缓吸气，深长匀细，目视前方。

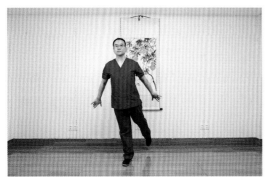
图 30

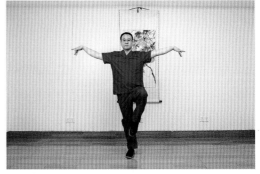
图 31

步骤三：左脚下落，脚尖点地，合于右脚旁，同时双膝屈曲，双掌回落合于腹前，掌心相对，与呼吸配合，下落时徐徐呼气，深长匀细，目视双掌。

步骤四：右腿蹬直伸直并独立站立，左腿屈膝抬起，小腿自然下垂，左脚尖稍绷直内扣，与此同时双臂呈展翅状，由腹前沿体侧向上举至头顶上方，掌背相对，指尖向上，与呼吸配合，上举时缓缓吸气，深长匀细，目视前方（图32）。

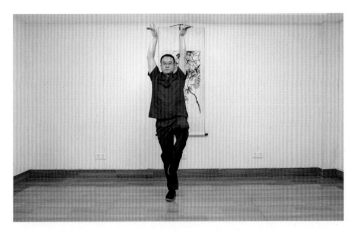

图 32

步骤五：左脚下落于右脚旁，全脚着地并且双腿微屈曲，双掌为鸟翅回落于腹前，掌心相对，与呼吸配合，下落时徐徐呼气，深长匀细，目视双掌。

本式动作左右连贯、交替重复数次后，呈站立位，两脚分开，与肩同宽，全身放松，双手自然下垂于体侧，目视前方。

（3）养生内涵

鸟戏，在中医五行中属于金，对应脏腑为肺，肺主呼吸，在体合皮。鸟戏动作中，与呼吸吐纳的配合最为紧密多见，练习鸟伸式时，双臂的前伸吸气下按呼气、后摆吸气、收回呼气，升降起伏配合呼吸吐纳，既牵拉肺经又锻炼了深长匀细的呼吸，可以疏通肺经的经气，增强肺脏的功能，使腠理开合有度，在有效缓解肺系疾患的同时，肌肤腠理开合有度也有使皮肤润泽之效；鸟伸式中，腿向后伸直并抬起，变为鸟伸态，疏通了胸背部气血经络并加强腿部气血循环，增强了整体的抗病能力；练习鸟飞式时，双臂上下摆动开合并配合呼吸吐纳，可以调理三焦气机，对胸腔的挤压，起到按摩心、肺的作用，起到了对心肺功能的双向调节的保健作用。

7. 引气归元

步骤一：身体自然站立，两臂自然下垂，放于身体两侧，双脚并拢，舌顶上腭，全身放松；双掌掌心向上，合于腹前，由腹前上举至头前上方，配合呼吸吐纳，上举时缓缓吸气，目视前方。

步骤二：掌心向下，经由胸至腹前下按，配合呼吸吐纳，下按时徐徐呼气，目视前方。

步骤三：双手在腹前合拢、交叠，闭目养神，呼吸均匀，意守丹田。

步骤四：约一分钟后，双手在胸前摩擦至双掌温热，随后双掌在面部、耳后、颈部上下施以摩法，似浴脸状，做 3～5 遍。

步骤五：双掌垂于体侧，恢复至预备式，目视前方，练功结束。

8. 练习要求及注意事项

（1）习练时间和习练次数

习练时间的长短和习练次数的多少，是由客观和主观的条件决定的，习练者体质强、年龄小、病情轻者可多练，反之则少练。通常循序渐进，初学者每天宜习练一次，10～15分钟即可，每一式练2遍；熟练者，可增加一次习练时间，每次延长到20～30分钟，每一式练4～6遍。在疗养院或在家休养者，也可以每天习练3～4遍。总的原则是，习练后能够感到精神愉快，肌肉略感酸胀但又不是太疲劳，这就说明练功量要适度。对患者定要注意严格控制功量，绝不可勉强。

（2）运动前后的准备

运动前的热身主要包括活动关节和牵伸肌肉、筋膜，从头颈开始，由近及远向躯干、四肢肌肉筋骨进行，大约5分钟即可。习练前要充分活动肢体关节，伸展筋经，使手腕部、足踝部、腰部等柔软舒适，防止在习练过程中因活动不充分而拉伤、扭伤，通过活动使机体肌肉适应接下来的习练。相应的，在运动结束时也要进行相应的放松运动，使患者适应由动至静。

在热身和放松时要求专心、凝神、用意，调配人体的气机运动，以意领气流注运动部位，气到力生，并能更好地舒缓心情：通过眼神、表情，表达出习练者的练习意识，使习练者内心意识活动与外部肢体达到统一。

（3）运动养生注意事项

运动是维持和促进人体健康的基本因素，运动锻炼可增强机体功能。适当的运动锻炼，可以达到增强体质和调整机体的失衡。运动疗法简便效廉，在疾病的治疗和康复过程中发挥着积极的作用。不同人群、不同的疾病特征所选用的运动养生方法也不同，应当根据中医辨证施治的原则，开具个性化运动养生处方。

神仙起居法

 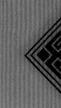

扫码看视频

（一）定义

神仙起居法主要在睡前和起床前运用，故名起居法；此法长期习练可使人健康，延年益寿，故以神仙之名誉之。

《神仙起居法》是一首保健按摩歌诀，其文为"行住坐卧处，手摩胁与肚。心腹通快时，两手肠下踞。踞之彻膀腰，背拳摩肾部。才觉力倦来，即使家人助。行之不厌频，昼夜无穷数。岁久积功成，渐入神仙路。"《神仙起居法》的核心内容，从歌诀来看，主要是按摩肚腹和肾腰，但其按摩的具体方法，歌诀中却未详细介绍。其内容在出土的马王堆西汉墓帛书中以及少林《易筋经》中也有记述，流传至今已有数千年，堪称我国古代养生法、健身术之精华。

（二）动作规范

1. 技术操作

①双手按摩两胁（从腋下到肋骨），左手按摩脾区，右手按摩肝区，在肋骨尽处用大拇指掌面沿左右来回按摩，至有微热感为止。

②双手相叠按摩下腹部，右手在下，左手在上，左手内劳宫穴（手掌正中的凹陷处）对准右手外劳宫穴，川配寸针方向转圈按摩 36 圈，再换左手在下，右手在上，反时针方向转圈按摩 36 圈（图1、图2、图3、图4）。双手食指、中指、无名指和小指自下而上推摩腹部（图5、图6）。从阴部前起至胸中部胸骨下双胁中间止，然后双手大拇指由胸骨下起至阴部前止，自上而下推摩腹部。由下而上再由上而下为一次，共推摩 36 次。

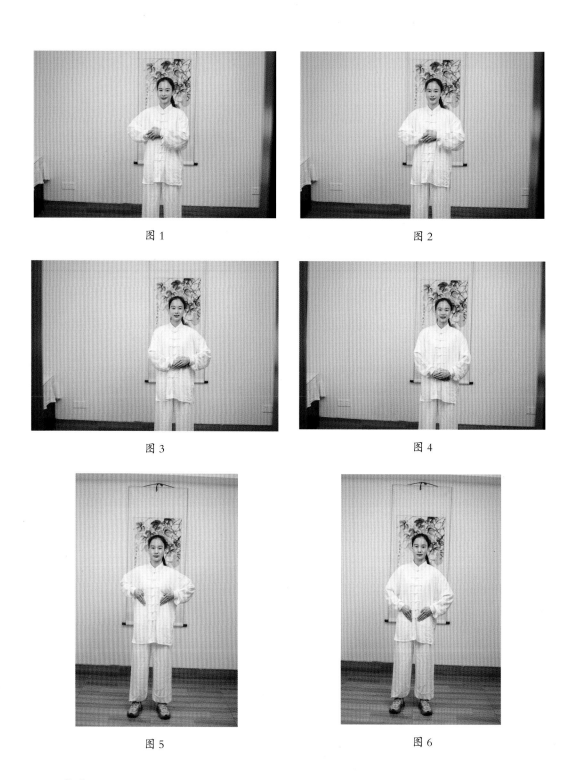

图1   图2

图3   图4

图5   图6

　　③待到心腹畅快时，两手通过腰侧移向后腰，用双手背分别反复地上下按摩肾部（在肚脐对面的命门穴两旁）至疲劳为止。自己按摩疲劳时，可请家人帮助继续按摩，至家人也疲劳为止。

此法最主要的是按摩肾部，以后熟练时可不限次数，但在初练时还是以由轻至重和逐渐增加次数为宜。初练时上下按摩肾部，以两肾发热、两臂酸麻为度，一般60次左右即可。

久练此法，可加强消化功能，尤其是久摩两肾，可固本盈精，使肾壮精足，气旺神清，身体健康，精力充沛。

2. 治疗时间及疗程

早上起床前及睡前习练为宜，长期的练习不仅能强身健体，对脾胃系统有一定的帮助，还可以起到调心、调神、调息的作用。"养身起居操"除了对腰腹肌肉群有着很好的按摩作用外，对脊柱和脏腑相关方面的疾病也有有效的预防作用。

扫码看视频

壮族八段锦

（一）定义

八段锦是我国传统的导引养生气功，早在北宋年间就广为流传。其动作舒展优美，犹如八条华丽的锦缎，所以人们称之为"八段锦"或"国八段"。壮族八段锦是由"国八段"衍生而来的一套功法，是由广西壮族地区人民在长期的生产劳动、生活及卫生养生实践中创造出来的。

（二）作用机理

广泛利用舞蹈、导引、按跷、气功的方法防治疾病，是历史上传统壮医的一大特色。至今一些民间壮医在防治疾病时，还使用类似花山岩画人像的功法动作。壮族八段锦通过八节不同类型的身体动作加上呼吸和意识的导引，使全身的许多部位均充分的运动，同时还可以对体内脏腑器官做有效的调摄按摩，具有舒筋活络、和胃健脾、和气安神、祛烦解极、固肾壮阳和强筋健骨等功效。壮族八段锦在功法上具有鲜明的特点：在形上，注重腰膝与脊柱的活动保健锻炼；向内则注重调脾胃，调肾气以抗湿气，排邪瘀。

（三）动作规范

1. 基本动作

（1）预备式

两脚开立，身体中正，调匀呼吸，意守丹田，全身放松（图1）。

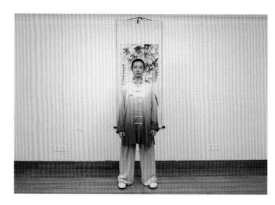

图1

动作说明：起势调息。开立，两手上提，吸气（图2）；平胸翻掌下按；呼气，共做3遍。

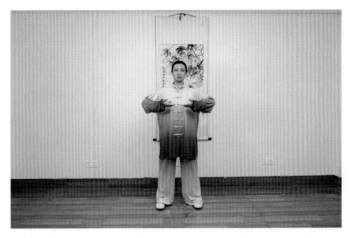

图 2

练习要点及功效：动作与呼吸协调，要柔和而徐缓，使心神内敛，排除杂念，在保证中正沉稳的前提下，身心放松，进入练功的"场境"。

（2）第一式"双手托天理三焦"

动作说明：开立，两手体前交叉上提至胸吸气（图3）；转掌向上用力撑掌，眼看手掌，稍停片刻（图4），低头下视，呼气（图5）；手指分开，向侧下放平肩，呼气（图6）；下放还原，呼气。共做4遍。

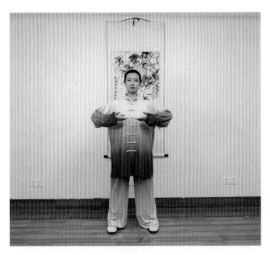

图 3

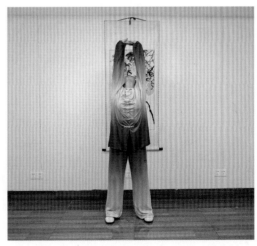

图 4

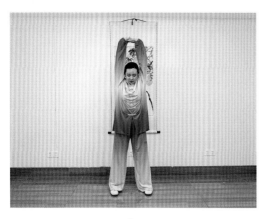
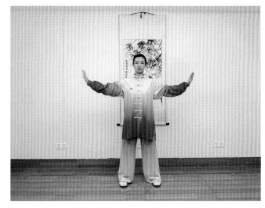

图 5　　　　　　　　　　　　　　　图 6

　　练习要点及功效："三焦"功能为运行水液和通行元气。诸多经脉又循行于肩颈，邪气侵袭，经络痹阻，不通则痛。双手的上提下落和呼吸的结合，可以起到通调气机，疏通经络，布散津液，从而周身都能得到元气和津液的滋养。本式通过双掌十指相交于腹前上提转掌向上托举，能起到拉伸手太阴肺经、手厥阴心包经、手少阳肾经的作用，低头下视脚尖的动作对颈部肌肉起到牵拉作用，这是"国八段"所没有的。

　　（3）第二式"左右开弓似射雕"

　　动作说明：并步，左脚侧开一大步，两手胸前交叉，手心向后，吸气（图7）；身体下蹲成马步，两手分开，左手转腕立掌食指竖直往左用力平推，右手五指扣紧呈"虎爪"状，向右扩胸，两眼向左侧怒视，呼气（图8）；放松右手向右打开，左脚回收并拢，两手体前经前往上交叉分掌平胸，吸气；立起按掌还原，呼气（图9）。左右各做两遍。

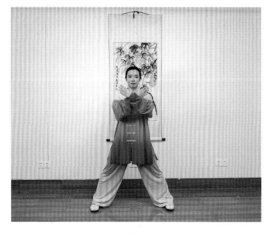
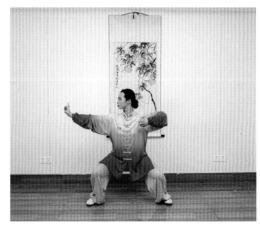

图 7　　　　　　　　　　　　　　　图 8

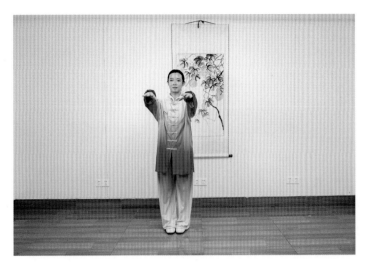

图 9

练习要点及功效：本段同为"三紧一松"的收发形式，开弓动作为发力收缩用力期，两手一推一拉的动作要平行于胸前一平面之上，伴随呼气使胸廓尽量扩展，起到强健气魄的锻炼作用。

（4）第三式"调理脾胃臂单举"

动作说明：开立，两手翻掌上提至胸前，吸气（图10）；两手转掌，右手上举掌心朝上，头略左偏，眼随右手拇指上视，同时左手沿体侧下按，掌心朝下（图11）；两手往胸前回收靠拢，眼神随右手拇指下移，至胸前移至左手拇指吸气（图12）；两手转掌左上撑，右下按，头略右偏，眼随左手拇指上视，呼气（图13）。左右各做4遍。

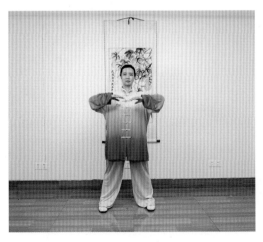

图 10

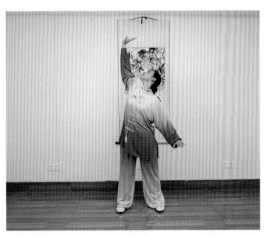

图 11

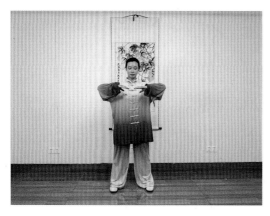
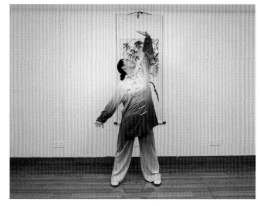

图 12　　　　　　　　　　　　　　　图 13

练习要点及功效：双手交替上擎下按，同时侧头上视使身体脊柱形成侧弯弓状，循行导引胸腹段脾胃经，脊柱侧屈拉伸，轻柔挤压中焦脾胃，脾胃互为表里关系，脾助胃运化津液四肢可禀水谷之气，令人筋骨坚强。本式动作手一上一下，同时侧头仰视使肩颈部及两肋肌肉有明显的拧紧、拉抻感。

（5）第四式"五劳七伤往后瞧"

动作说明：并步，两手背抵于腰眼，头、颈、肩、腰、胯在眼神引领下自平神左转至眼看右后下方，吸气（图 14）；眼神引领配合徐缓呼气，摆正还原（图 15）。

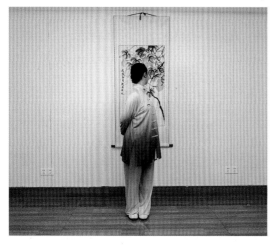
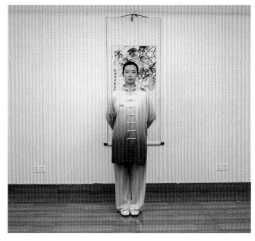

图 14　　　　　　　　　　　　　　　图 15

练习要点及功效：以眼神引领转胯、转腰、转肩、转头的依次动作，配合徐缓地呼吸，才能有效地调摄五脏，安合情志。

（6）第五式"摇头摆尾去心火"

动作说明：开立成马步，两手虎口后叉于腿胯（图 16）。向前俯身，低头伸颈后视（图 17）。向左，脚不动，重心左移，蹬直右腿成横弓步，百会引领向左侧上方顶，目视右脚（图 18）。向后，重心中移，挺胯转头，仰头后摆，下颌上翘，眼看后下（图 19）。向右，重心右移，蹬直左腿成右弓步，百会引领向右侧上方顶，目视左脚，方向反（图 20）。前、右、后、左，与前、左、后、右之动作同，方向反，共绕转四圈。

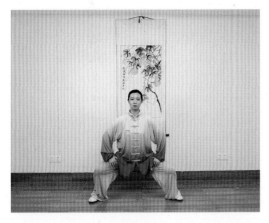

图 16

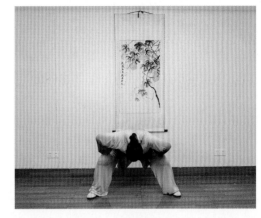

图 17

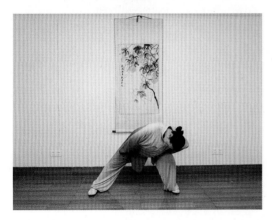

图 18

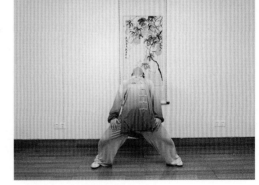

图 19

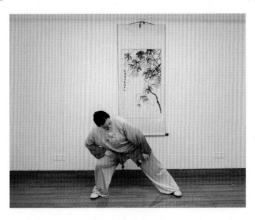

图 20

练习要点及功效：头颈、腰胯部位做环绕运动，应当意守住头顶百会穴和长强穴，对拉拔长，以达到舒缓开窍之目的。

（7）第六式"双手攀足固肾腰"

动作说明：两手从前方上抬，随后俯身；手由前移至脚后（图21），沿脚跟、小腿、膝、大腿、臀自下而上捏按，抚住腰眼之后，身体再慢慢立起，调整呼吸片刻；咬牙深吸气，提肛敛臀，转头上视，张嘴用力吐气，同时深长发出"po"的音（图22）；先闭嘴咬牙深吸气，再随着两手由腰眼向下摩运，呼气放松，还原。共做两遍。

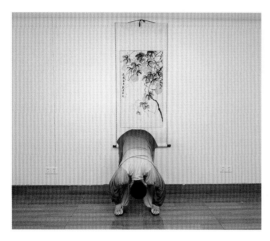
图 21

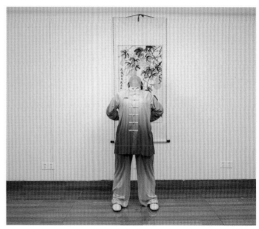
图 22

练习要点及功效：肾为先天之本主藏精主骨，肾气不足，不能濡养筋骨，抵制外邪入侵机体的能力下降。本式中双手抵腰眼有效刺激命门穴，双手摩运及躯干前屈后伸导引督脉及膀胱经增强对肾的调理。同时仰头发出一个"po"的音，可对腰眼、肾枢起到振荡调摄作用，颈部后仰有效刺激颈部肌肉同时排出肺中浊气。练习时主动的牵伸肢体，调和气息，呼吸吐纳与"意"相结合，松紧结合、简单易学。

（8）第七式"攒拳怒目增气力"

动作说明：马步开立，双手握固，左手前平举变掌，掌心向左，旋腕握固（图23）；收左拳，右拳用力平直冲立拳，并配合呼、闭气，两眼随势怒视前方（图24）。左右共出4拳。

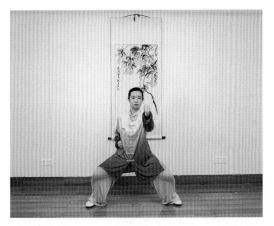
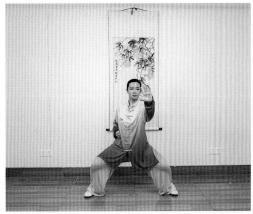

图 23   图 24

　　练习要点及功效：旋指旋腕握固时配合吸气缓慢且相对放松，收手伸拳时配合短促的呼气和闭气，配合冲拳动作用鼻子发"哼"字的浊辅音，要迅猛而有力；此外圆睁怒视和上下肢肌肉的用力可以舒畅肝经、强健筋骨。

　　（9）第八式"马上七颠诸病消"

　　动作说明：开立成马步，两手前平举，提踵，提肛，吸气（图 25）；放松下落震动脚跟还原，呼气。共颠七次。

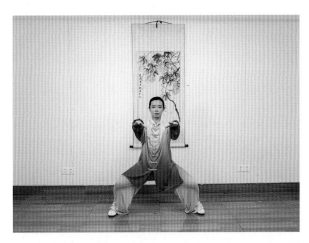

图 25

　　练习要点及功效：马上七颠振动部位主要在会阴部，结合提踵、提肛、吸气的"紧"与下落呼气的"松"，对男性生殖器疾患（如阳痿、早泄等）起到良好的治疗作用。

2. 治疗时间及疗程

　　长期练习不仅能强身健体，对心血管系统有一定的帮助，还可以起到调心、调神、调息的作用。"壮八段"除了对肩周肌肉群有着很好的牵拉运动作用，对脊柱和脏腑相关方面的疾病也有有效的预防作用。

3. 适应证及禁忌证

（1）适应证

壮族八段锦的适宜人群非常广泛，少年儿童、中青年、老年人都可以练。壮族八段锦属于温和的健身气功，有滋生气血、平衡阴阳、调理脏腑、活血去瘀的功效，少年儿童练能够提高体质、增强免疫力，中青年练可以促进新陈代谢、预防肥胖、强身健体、调理亚健康体质，老年人练能够延缓衰老、延缓智力退化速度、预防疾病。

（2）禁忌证

①严重心脑血管疾病者。

②严重脊柱关节病患者。

③过饱、过饥者。

④认知障碍者。

4. 技术操作时可能出现的意外情况及处理方案

若在练功时被外界的意外声响惊动和干扰，切不可惊慌失措，要及时稳定心神，平缓情绪，安定气机。

出现身心反应时，如热、冷、麻、胀、肌肉跳动等，不要过分看重这些反应，也不要刻意追求，应顺应自然，不理不睬，反应会慢慢消失。

若身心不舒适，应先暂停练功，并请教授者纠正或指导，以免走入歧途，损害健康。

若练功中出现排痰、流涕、流眼泪等情况，习练者应及时擦除，不能咽入体内。

壮医健气操

（一）定义

壮医健气操是以壮医三道两路、三气同步理论为基础，结合全身运动及调息方法，促进呼吸功能康复的养生操，适用于呼吸系统疾病康复期、亚健康人群。

（二）作用机理

壮医认为人体是一个有机的整体，分为天、地、人三个部分。人体内存在谷道、水道、气道、龙路、火路等五条重要通道，它们与其他器官组织一起，相互沟通联系，把人体的天、地、人三部之气息息相通，同步运行，协调平衡，维持人体的健康。"气道"与西医所说的呼吸系统相通。壮医健气操通过增强膈肌、腹肌和胸部肌肉的活动度，改善呼吸功能，调畅气机，使气道运行通畅。

（三）操作技术规范

1. 操作要求

①选择空气清新的环境，注意保暖。

②动作到位、舒展，掌握调息方法。

③身体要自然放松，避免屏气、换气过度。

④循序渐进，每日可做 2～5 次，每次用 8～15 分钟完成，出现不适症状应立即停止练操。

2. 技术操作

（1）起式

双足打开与肩同宽，调整呼吸，周身放松。

（2）第一节：上托侧屈调天部

双足打开与肩同宽，屈膝下蹲，双手上举合掌，深吸气（图1）；双手合掌下拉至胸前，缓慢呼气（图2）；反掌上托，深吸气（图3）；双手屈肘似蛙伸展，缓慢呼气（图4）；身体向左侧伸展，深吸气，回正缓慢呼气（图5）；身体向右侧伸展，深吸气，回正缓慢呼气（图6）。重复1次。

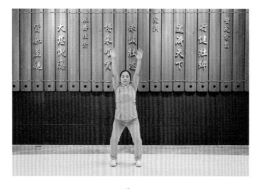

图 1

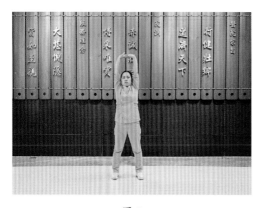

图 2

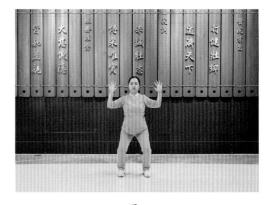

图 3

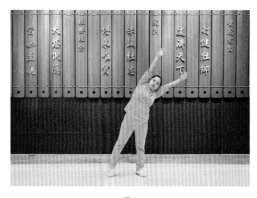

图 4

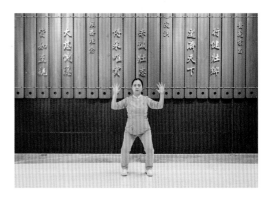

图 5

图 6

此式以调理天部为主。壮医认为人体肩部以上为天部，通过舒展天部，调动"天气"，促进人体对自然界精气的吸收。

（3）第二节：侧屈伸展理枢机

双足打开与肩同宽，身体挺立，轻抬双手与肩平齐，左手叉腰，右手上举深吸气，往左下压，缓慢呼气（图7），右手回正；轻抬双手与肩平齐，右手叉腰，左手上举深吸气，往右下压，缓慢呼气（图8）。重复1次。

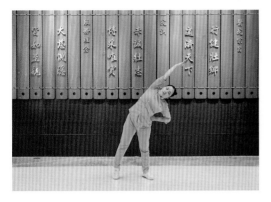

图 7

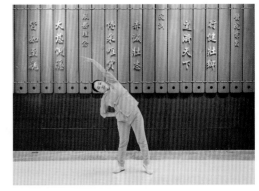

图 8

此式以调理气道为主。此式中的呼气、吸气可调理气道，让气道直接与自然相通，化生生命活动所需之气。

（4）第三节：上举下按调气机

双足打开与肩同宽，屈膝下蹲，双手十指及手掌撑开，双手在胸前交叉（图9），上身左旋，双手向两侧后方下压划开，仰头扩胸深吸气（图10），回正缓慢呼气；双手在胸前交叉，上身右旋，双手向两侧后方下压划开，仰头扩胸深吸气，回正缓慢呼气。重复1次。

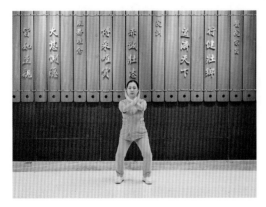

图 9

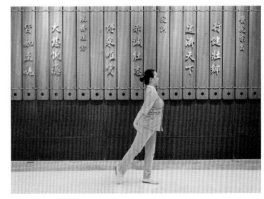

图 10

此式以调理气机，调整脏腑功能为主。使人体之气能充分散布于五脏六腑，发挥其固摄、气化及防御功能，维持人体新陈代谢的正常运行。

（5）第四节：双手攀足通三气

双足打开与肩同宽，弯腰，双手攀足向前向上抬起，双手十指及手掌撑开，后旋回收，掌心置于胸前，屈膝下蹲，向左弓步双手向上斜推深吸气，回正缓慢呼气；双手回收，掌心置于胸前，向右弓步斜推深吸气，回正缓慢呼气。重复1次。

此式以调理三气为主。人体三部之气（即天气、地气、人气）同步运行，天气在上，其气以降为顺，地气居下，其气以升为常，人气居中，其气主和，吸纳天地之气。三气保持同步协调，才能维持生理机能和正常的生命活动。

（6）第五节：扩胸吐纳泌清浊

双足打开与肩同宽，身体挺立，双手十指及手掌撑开，伸展双臂与肩平齐，深吸气，屈肘回收扩胸，缓慢呼气（图11）；左脚向前，双手上举深吸气（图12），收拢回正缓慢呼气，右脚向前双手上举深吸气，收拢回正缓慢呼气。重复1次。

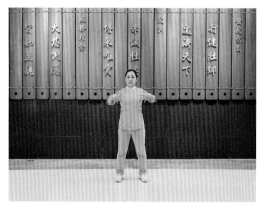

图11

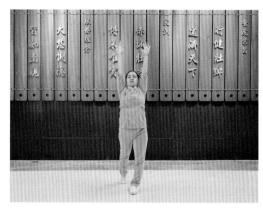

图12

此式能够使我们的胸廓张开，促进肺部的血液循环，排出肺部浊气，疏通气道，达到调理肺腑之功效。

（7）收式

双足并拢，气沉丹田，周身放松。

3. 治疗时间及疗程

每日可做2～5次，以不疲劳、轻微出汗为度。

4. 关键技术环节

①保持心情舒畅，全身肌肉放松。

②掌握配合要点：呼吸宜深长而缓慢，用鼻吸气用口呼气，呼气时嘴唇呈缩唇状，一呼一吸掌握在15秒钟左右，即深吸气3～5秒，屏息1秒，然后慢呼气3～5秒，屏息1秒。

③自察面色、神志，如有不适，不宜强行训练。

④遵守循序渐进的原则，坚持锻炼。

5. 适应证及禁忌证

（1）适应证

①慢性阻塞性肺疾病、肺炎、肺不张等呼吸系统疾病患者。

②冠心病、高血压、肺心病等心血管疾病患者。

③胸部、腹部外科手术前后。

④健康人群。

（2）禁忌证

①慢性阻塞性肺疾病急性加重期患者。

②肋骨骨折不稳定期患者。

③不稳定型心绞痛或心力衰竭患者。

④合并严重肺动脉高压、急性呼吸衰竭、咯血者。

6. 技术操作时可能出现的意外情况及处理方案

（1）头晕

过度急于强调呼吸节奏的深慢，造成一定程度的缺氧，引起头部的眩晕感。

处理：缓慢降低呼吸的频率，控制好呼吸的节奏，休息 5 ～ 10 分钟。可按百会、内关、太冲等穴 5 ～ 10 分钟。

（2）胸闷

练操时一味注意胸廓的起伏，会造成肌肉紧张，使呼吸及心跳加快，从而引起心慌胸闷。

处理：放松身体，保持情绪平和，运用自然呼吸。可按内关、神门、膻中等穴 5 ～ 10 分钟。

附　录

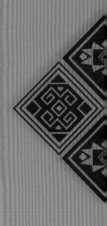

腰椎间盘突出症集成优化疗法

（一）定义

腰椎间盘突出症集成优化疗法为针刺、拔罐及中药烫熨3种疗法的联合应用治疗腰椎间盘突出症的方法。

（二）作用机理

目前临床已经证实针刺对治疗腰椎间盘突出症有确切的疗效，并且国内外就腰痛制定的临床指南和专家共识均有推荐针刺治疗，其具有活血通络、缓急止痛的治疗作用，取穴以局部穴位及足太阳膀胱经和足少阳胆经穴穴位为主。拔罐疗法由来已久，人们对其认识较全面，拔罐操作方法简单，有取材方便、经济、易于接受的特点。拔罐治疗腰椎间盘突出症的作用机制发现其疗效确切，可以使类组胺的物质从少量红细胞深处和受体破坏后释放，随血液在全身流动，从而增强各个脏腑器官的能力，提高机体抵抗力，抵御病邪，能较快地缓解腰痛症状。中医学理论认为腰椎间盘突出症是由于机体肝肾不足，气血不充，受到外感邪气的入侵所致，治疗原则以扶正祛邪为主，中药烫熨是利用中药的功效结合热能作用直接在病灶局部进行操作，对局部穴位及肌肉组织产生温热的刺激作用，使药效通过皮肤渗透到深层的组织，发挥温经散寒止痛、行气活血化瘀的功效，达到治疗疾病的目的。

（三）操作技术规范

（1）针刺疗法

①治则：疏通经络，活血止痛。

②选穴：根据2016年中国中医药出版社出版全国中医药行业高等教育"十三五"规划教材高树中主编的《针灸治疗学》（第十版）"腰痛"的针刺用穴，以局部和足太阳经穴为主。治疗时选取患侧腧穴，但对于诊断为中央型突出并且伴有双下肢症状者则双侧取穴。

主穴：肾俞穴、大肠俞穴、阿是穴、委中穴。

加减：寒湿腰痛配合腰阳关；瘀血腰痛配合膈俞穴；肾虚腰痛配合大钟穴；疼痛位置在督脉上配后溪穴；疼痛部位在足太阳膀胱经配合申脉穴；腰椎病变配合腰夹脊穴。

以上所有穴位的定位均参考国家标准《腧穴名称与定位》（GB/T12346-2021）执行。

③操作方法：治疗时嘱患者俯卧位平躺于治疗床上，充分暴露腰骶部及下肢操作部位，嘱患者呈放松状态，医生使用75%医用酒精棉球对腧穴进行常规消毒后，压手固定针刺部位皮肤，刺手持针快速刺入穴位，针刺肾俞、大肠俞时，使用1.5寸针灸针，针尖朝脊柱方向稍倾斜，进针深度为1.0～1.2寸。进针后轻轻施以提插行针手法，以患者出现强烈触电感或烧灼感等疗效为佳（如未获得强烈针感则不强求）。针刺委中时使用1.5寸针灸针直刺，进针深度为1.2寸，施以提插捻转，以出现放射性触电感效果为最佳（如未能获得强烈针感则不强求）。余诸穴针刺均采用1寸针灸针进行针刺，且进针后均施以平补平泻的行针手法，留针30分钟后取针，并使用干棉签按压针孔。

（2）拔罐疗法

①治则：疏经通络止痛，行气活血化瘀。

②选穴：肾俞、腰夹脊、腰阳关、十七椎。

③操作方法：嘱患者取俯卧位平躺至治疗床上，将操作部位皮肤充分暴露，并嘱患者在操作过程中保持放松，医生通过操作部位，判断选用大小适宜的玻璃罐，采用留罐法，右手握玻璃罐，并使罐口微微倾斜，左手用止血钳夹住蘸过95%酒精的棉球，点燃棉球并伸入罐内旋转一圈后退出，迅速将罐扣在所要进行拔罐操作的穴位上，留罐时间约为10分钟（可根据患者实际情况酌情减少或延长留罐时间2分钟）。进行拔罐治疗时注意留意患者的精神状态，防止发生烫伤等意外。

（3）中药烫熨疗法

①治则：温经通络，祛风散邪，行气活血。

②部位：腰骶部。

③操作方法：治疗开始前先将烫熨包置于装有十一方药酒的液体中浸泡15分钟后拧干，放进家用型微波炉中加热5分钟即可拿出；治疗时嘱患者俯卧位平躺于治疗床上，充分暴露腰骶部操作部位，嘱患者呈放松状态，待烫熨包温度合适时（以50～60℃为宜）在患者腰骶部进行一上一下的轻轻拍打，待患者耐受其温度时，可配合按揉或来回滚动的手法，当烫疗包温度降下来但仍有温热时可以自行留置至腰骶部，直到没有余热时则可完成治疗。烫熨时注意询问患者感受，避免烫伤等不良反应的发生，每次烫熨时可以使用两个烫疗包交替进行，烫熨时间为20分钟左右。

（四）治疗时间及疗程

针刺、中药烫熨治疗均为每天1次，拔罐操作为4天1次，8天为1个疗程，疗程中间休息2天，共治疗3个疗程。

（五）关键技术环节（注意事项）

①严格无菌操作，以防感染。

②施术前对患者进行耐心解释，以消除其疑虑，防止晕针。

③经治疗一两次后腰痛程度仍未缓解者注意请相关科室会诊或转诊。

④如经治疗一两次后腰痛程度虽有缓解，但易反复且进行性加重者尤应注意请相关科室会诊及转诊。

（六）可能的意外及情况处理

1. 晕针

针刺可能出现的意外情况就是晕针。患者晕针后应立即拔针，予患者平卧，保暖，仰卧片刻，给患者饮温开水或糖水后，可自愈。若严重，可刺人中、素髎、内关、足三里等穴，灸百会、关元、气海等穴。可能出现的不良反应是针刺局部出血血肿，无须特殊处理。

2. 烫伤、水疱

拔罐与烫熨治疗最常见的异常情况是烫伤、水疱。烫伤可涂龙胆紫药水，并用无菌纱布覆盖。局部出现水疱，如果没有擦破可由其自然吸收；若水疱过大，可使用一次性注射器针头沿水疱边缘刺破，排出液体，再涂以龙胆紫药水，如有继发感染则予抗感染治疗。